のむな、危険！

抗うつ薬・睡眠薬・安定剤・抗精神病薬の罠

北野　慶

新評論

まえがき

あなたは、悔いのない人生を送っていますか？　私は、思うがままに人生を生きてきました。いろいろなことがありましたが、私は自分の半生を悔いてはいません。なぜなら、今ある私は、自己責任のもと、自分で選んで歩んできた人生の結果、存在するものだからです。

思春期のころ、猛烈な自己嫌悪に陥り、生んで育ててくれた両親や家族を恨んだこともありましたが、成人して自分の足で人生を歩みはじめてからは人を恨むことをやめました。ですから今は、誰も恨んでいないし、「我が人生に悔いはなし」とはっきり言い切ることができます。たった一つのことを除いては……。

自分の人生でたった一つ後悔することとは、向精神薬の罠にはめられてしまったことです。気が付いたときには、薬をやめることができない依存症者になっていました。

依存症――意志の強さでは、私は誰にも負けない自信をもっています。若いころはよくお酒も飲んだし、麻雀やパチンコにはまったこともありました。しかし、胃腸の調子がよくなければ忘年会の席でもジュースで酔うことができました。パチンコで負けがこんでくると、「今月はもうやるまい」と決意してそれを貫きましたし、電子制御機械が登場してパチンコが娯楽から賭博化するると、きっぱりと足を洗っています。こんな私ですから、依存症は意志の弱い人がなるものであり、自分にはまったく無縁なものだと思い込んでいました。

ときどき、芸能人の覚せい剤使用がマスコミを賑わせています。最近も、CHAGE & ASKAのASKAが逮捕されましたし、数年前に酒井法子夫妻が世間を騒がせたことも記憶に新しいところです。また、覚せい剤、ＭＤＭＡや危険ドラッグなどの麻薬が若者の間にはびこっているというニュースもたびたび報道されるようになっています。そういうニュースを聞くたびに、以前の私であれば、それらのことを別世界の出来事と決めつけていました。そんな私が、自分の意志とはまったく関係なく、知らぬ間に向精神薬の依存症者にさせられてしまったのです。

あまり知られていないことですが、麻薬と一部の向精神薬は「麻薬及び向精神薬取締法」という法律によって規制を受けています。なぜなら、麻薬も向精神薬も、脳内の神経伝達物質に作用し、さまざまな精神症状を引き起こす点においてまったく同じメカニズムをもっているからです。違うのは、前者の製造・販売・使用が原則的に禁止されているのに対して、後者は製薬会社が製造し、精神科医をはじめとした医師が「販売」し、「患者」が使用するかぎりは合法であり、前者の麻薬でさえ医療用であれば合法化されているという点だけです。

ですから、自分が知らぬ間に薬の依存症（薬物中毒）にさせられてしまったという事実を知ったときはショックでした。

依存症の鎖を断ち切ろうと決意し、一度は断薬に挑戦しましたが、欲望や誘惑に打ち勝つ強い意志の持ち主である私でも、禁断症状による地獄の苦しさに打ち勝つだけの精神力や体力はもち合わせていませんでした。それに、気付くのが少々遅すぎたのかもしれません。

ある本に出合い、それまでうすうす「薬物中毒かなあ」と思っていたことが紛れもない事実であると気付かされるまでに一〇年以上の歳月が流れていましたし、また年齢的なこともあってか、断薬の苦しさに耐えることができなくなっていました。

断薬の失敗後、コンディションを減薬前の状態に戻すまでに半年以上の月日を要しています。向精神薬依存症の罠は、一度はまったら最後、やめるも地獄、続けるも地獄のあり地獄という状態なのです。

二〇〇〇年の秋口、自律神経失調症とパニック障害（九ページの注参照）から心療内科の門をくぐった私が服用するようになった薬は、「ＳＳＲＩ」と呼ばれる抗うつ薬と「ベンゾジアゼピン」と呼ばれる抗不安薬（精神安定剤）です。両者とも依存性やさまざまな副作用が指摘されている薬なのですが、そんなこととは夢にも思わなかった私は、長い間、自分の飲んでいる薬の薬品名（商品名）さえもなかなか覚えず、どちらが安定剤でどちらが抗うつ薬かさえはっきりとは認識していないという状態でした。

そうしたことを正確に知り、いろいろ勉強をするようになったのは、実際に減薬をはじめてからのことです。そして両者のうち、やめるのが難しい、つまり強い依存性があって、やめると離脱症状という名の禁断症状が現れるのがベンゾジアゼピン系安定剤であることを知ったのも、実体験を通してのことです。このベンゾジアゼピン系の薬こそ、前述した「麻薬及び向精神薬取締法」のなかの「向精神薬」の大部分を占めています。

断薬に失敗した私は、人生で最大の後悔を噛みしめました。自分の意志に反して依存症にさせられ、一生そのあり地獄から抜け出せないかもしれないという悔しさ……。しかも、いろいろ調べていくうちに、私のように知らぬ間に向精神薬依存症にさせられてしまった被害者は予想以上に多く、少なく見積もっても一〇〇万人は下らないということが分かってきました。

日本の精神医療は欧米に比べて二〇～三〇年は遅れているとよく言われていますが、日本のように薬物療法一辺倒で、しかもその薬が多剤大量処方されている国は世界にあまり例がないようです。とくに、私を苦しめたベンゾジアゼピンは、欧米の多くの国では長期間にわたる投与がさまざまな形で制限されていると言います。

これは黙ってはいられない。患者自らが声を上げてこの現状を変えていかなければならない。そうすることこそが、自分の悔しさを晴らすだけでなく、私のような薬害被害者をこれ以上増やさない唯一の道でもあると思い、服薬後の体調がすぐれないなか、自らの断薬失敗体験をまとめて電子書籍として、『私、どうしても薬［向精神薬］やめられないんです！』（Amazon Kindle 版）というタイトルで出版もしました。

そんなときに、日本睡眠学会[1]と厚生労働省が、「不眠症患者が睡眠薬を上手にやめるための指針を発表した」（二〇一三年六月一三日）と新聞やテレビで報道されました。また、「臨床精神薬理」という精神医療の専門雑誌は、「ベンゾジアゼピンと処方薬依存を巡る問題」という特集を組みました（二〇一三年六月号）。

さらに、以前から「ヨミドクター」などで日本の精神医療の問題を鋭く追及してきた読売新聞に加えて、朝日新聞も二〇一四年二月八日の署名記事でベンゾジアゼピンの処方薬依存の問題を取り上げています（記者有論「処方薬依存症　深刻さ、医師は自覚を」高橋真理子）。

原子力ムラになぞらえて、私が「精神医療ムラ」

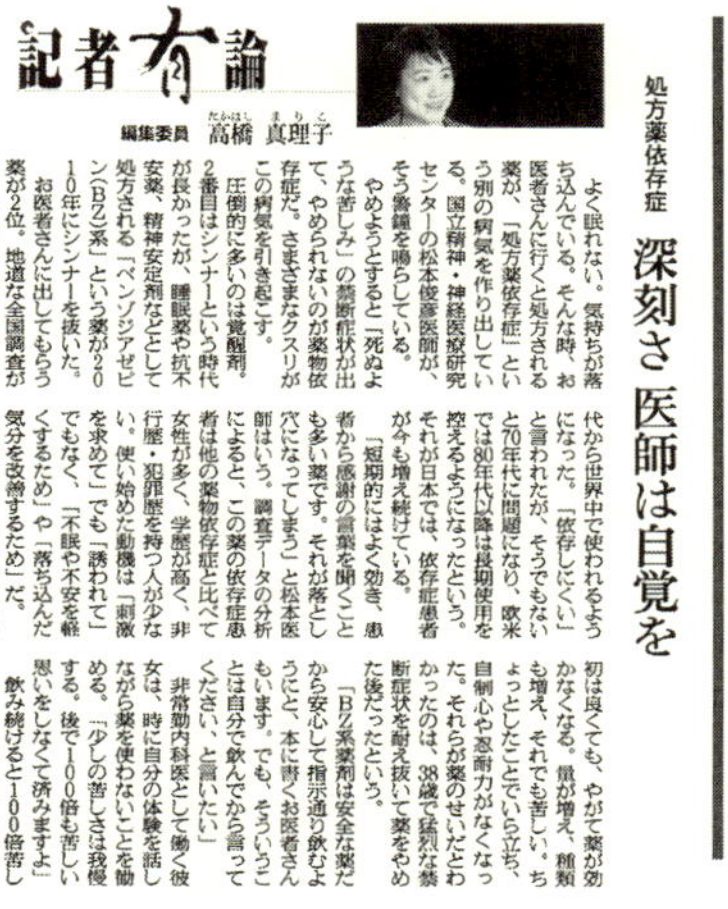

記者有論

編集委員　高橋《たかはし》　真理子《まりこ》

処方薬依存症　深刻さ 医師は自覚を

よく眠れない。気持ちが落ち込んでいる。そんな時、お医者さんに行くと処方される薬が、「処方薬依存症」という別の病気を作り出している。国立精神・神経医療研究センターの松本俊彦医師が、そう警鐘を鳴らしている。

やめようとすると「死ぬような苦しみ」の禁断症状が出て、やめられないのが薬物依存症だ。さまざまなクスリがこの病気を引き起こす。

圧倒的に多いのは覚醒剤。2番目はシンナーという時代が長かったが、睡眠薬や抗不安薬、精神安定剤などとして処方される「ベンゾジアゼピン(BZ)系」という薬が2010年にシンナーを抜いた。

お医者さんに出してもらう薬が2位。地道な全国調査が明らかにした衝撃的なデータである。

BZ系薬剤は、1960年代から世界中で使われるようになった。「依存しにくい」と言われたが、そうでもないと70年代に問題になり、欧米では80年代以降は長期使用を控えるようになったという。それが日本では、依存症患者が今も増え続けている。

「短期的にはよく効き、患者から感謝の言葉を聞くことも多い薬です。それが落とし穴になってしまう」と松本医師はいう。調査データの分析によると、この薬の依存症患者は他の薬物依存症と比べて女性が多く、学歴が高く、非行歴・犯罪歴を持つ人が少ない。使い始めた動機は「刺激を求めて」でも「誘われて」でもなく、「不眠や不安を軽くするため」や「落ち込んだ気分を改善するため」だ。

26歳からこの薬を使い始め、30回も自殺未遂を繰り返した女性医師(56)がいる。最初は良くても、やがて薬が効かなくなる。量が増え、種類も増え、それでも苦しい。ちょっとしたことでいら立ち、自制心や忍耐力がなくなった。それらが薬のせいだとわかったのは、38歳で猛烈な禁断症状を耐え抜いて薬をやめた後だったという。

「BZ系薬剤は安全な薬だから安心して指示通り飲むようにと、本に書くお医者さんもいます。でも、そういうことは自分で飲んでから言ってください、と言いたい」

非常勤内科医として働く彼女は、時に自分の体験を話しながら薬を使わないことを勧める。「少しの苦しさは我慢する。後で100倍も苦しい思いをしなくて済みますよ」

飲み続けると100倍苦しくなる――薬を扱う医師たちは、経験者のこの言葉を肝に銘じて欲しい。

〈朝日新聞〉（2014年2月8日付）

（1）一般社団法人日本睡眠学会。睡眠に関する医学・医療の充実を図る目的で設立された学会。

と呼ぶ巨象に対して、たった一人で真正面から闘いを挑んでもしょせん歯が立たないでしょう。しかし、理不尽すぎるベンゾジアゼピンという「麻薬」の医療現場での乱用、精神医療内部やマスコミも問題視せざるを得なくなっているこの問題に的を絞って追及すれば、ひょっとしたら蟻の一穴になりうるかもしれないと考え、二〇一四年四月末、インターネット署名サイト「Change.org」で、厚生労働省と厚生労働大臣宛に「厚生労働省は精神安定剤や睡眠薬等（＝ベンゾジアゼピン系薬剤）の一か月以上の継続投与を禁止する行政措置を！」という署名活動をはじめました。それと同時に、本書の執筆に着手し、多くの人々にベンゾジアゼピン系薬剤をはじめとした向精神薬の危険性を訴える機会を得たわけです。

本書の出版にあたって私が望むことは、医療行為という、本来人の病、人の苦しみを緩和し癒すべきものが、それとは正反対の苦しみを人々に与えている現状を変え、これ以上私のような被害者を出さないことです。それが文字どおり蟻の一穴となって、すべての向精神薬の薬害被害者救済への第一歩となり、日本の精神医療全体の改革へとつながっていくことを祈念してやみません。

もくじ

第2章　向精神薬被害者——それぞれの断薬との闘い　59

のむな、危険！——抗うつ薬・睡眠薬・安定剤・抗精神病薬の罠

人間は生涯のいかなる瞬間にあっても悪に身を委ねることはできます。無意識のうちにそうしますし、外的な権威を自分のなかに招きいれたときも気がつかないのです。魂は自分の処女性を棄てるに先立って麻酔剤を飲みこみます。

――シモーヌ・ヴェーユ「ジョー・ブスケ宛ての手紙」（冨原眞弓訳）

第1章

聞いてください！　被害者の訴え

1 心療内科受診からクリニックをはしごするまで

私の事例は、ある意味かなり特殊なものかもしれません。それは、服薬が一〇年以上になるにもかかわらず、多いときでも一日三剤・三錠で抑えてきたからです。のちに見るように（第2章参照）、多くの人が初診のときから三剤以上を処方されており、しかも薬の量が徐々に増えていくことが多いのです。私もそのような経過を歩んでいたら、今、こうして本書を書くことはできなかったかもしれません。

「心臓弁膜症」の診断でパニックに

二〇〇〇年九月二四日未明、胸の苦しさに眠りを破られました。その数年前から夏になると自律神経が不安定になり、手足が冷えて痺れたり、手のひらに汗をかいたり、外出先で気分が悪くなるという状態が続いていたのですが、いつも秋になると治まっていたので医療機関で診てもらうことはありませんでした。正直なところ、医療機関へ行くのをためらっていた理由はそれだけではありません。やはり、精神科とか心療内科に対する「敷居の高さ」というものがあったのです。

私が自律神経失調症になったのはこれが初めてではありません。以前になったときは、「自律訓練」で治したという経験があるのですが、二〇〇〇年当時、調べても自律訓練を治療に取り入れている医療機関はなかなか見つかりませんでした。しかし、今思うと、この日を迎える以前に、私はどうしてもっとほかの手段で自律神経失調症の治療にアプローチしなかったのだろうかと後悔をしています。

たとえば、漢方薬、鍼・灸などです。そうした東洋医学こそ、自律神経失調症の治療をもっとも得意としています。それに私は、以前から東洋医学に少々関心をもっており、友人に鍼灸師もいたのです。友人の鍼灸院まで通うのには距離的にちょっときつかったかもしれませんが、その気になれば、近くの鍼灸院や漢方薬局を見つけることは少しも難しいことではありませんでした。なのに、私の気持ちが精神科や心療内科にだけ向いていたのは、知らず知らずのうちに東洋医学より西洋医学を信用する習性が身に付いていたからなのかもしれません。

五日後の金曜日の夜、同じような症状となったため、翌日、土曜診療を行っている医療機関を探して、五キロほど離れたさいたま市内のある総合病院へ車で向かいました。診察をした内科医は、胸に聴診器を当てると、「心音に雑音が混じっていますね」と言って心電図の検査を指示しました。その結果、心電図に異常は見られなかったのですが、月曜日にもう一度来るように言われました。そして、月曜日に診察した別の医師は、「すでに心臓の雑音は消えているが、念のため精密検査を受けたほうがいいだろう」と言ったあと、続けて「心臓内科で検査の予約をとるように」と言いました。

しかし、その病院の心臓内科の医師は、近くの大学病院から来ている非常勤医であったので、超音波検査を受けたのはそれから半月ほど経ってからのことです。季節はもうすっかり秋になっていましたが、体調のほうは秋空のようにすっきりとはいきませんでした。もしかすると、体調は元に戻っていたにもかかわらず、不安感からすぐれないように感じていただけかもしれません。

一〇月半ば、ようやく検査の日がやって来ました。もちろん、心臓の検査を受けるのは初めてでした。胃のX線検査や胃カメラの検査を受けるときは、いつも「がんだったらどうしよう」などという不安を抱きながら検査を受けていましたが、不思議なことにこのときは、なんの不安もなく検査台に上りました。

医師は画像をのぞきながら、「血液の逆流が見られます。ごく軽い心臓弁膜症ですね」と言いました。この瞬間、頭の中が真っ白になりました。というのも、「なんともありませんね。たぶん、自律神経失調から心臓に異常を感じたのでしょう」と言われる程度だと予想していたからです。

医師は、「念のため、ホルター心電図の検査を受けるように」と言い、看護師に指示を出しました。検査台から起き上がって、いったん廊下に出て別室で呼ばれるのを待つことになりましたが、その間に気分が悪くなり、居ても立ってもいられないほどの不安感に襲われました。ほどなく看護師に呼ばれたのですが、ほんの数メートル先の別室まで歩くのもやっとという状態で、今すぐにでも家に帰りたいという気持ちになってしまいました。「気分が悪い」と看護師に告げると、「今日心電図を装着しないと、次は二週間先になる」と言うので、やっとの思いで小さな心電図を体に装着する数分間を耐えました。

今振り返れば、この時点で私の症状は完全に精神的なものに変わっていたと断言できます。なんの不安ももたず受けた超音波検査で「心臓弁膜症」と不意打ちを食らい、パニックを起こしてしまったのです。でも、このときは、気分の悪さが精神的な問題なのか心臓の欠陥から来るものなのかは判断できませんでした。ホルター心電図は翌日に病院で外しましたが、結果が分かるまでに二週間待たされたので、この間はまったく生きた心地がしませんでした。

このころは一年以上にわたって妻子とは別居生活で、夕方に暗くなりはじめると決まって気分が悪くなり、文字どおり食事も喉を通らないような状態が続いていました。言ってみれば、完全に抑うつ状態に陥っていたのです。そのうえ、初診から最終診断まで一か月もかかったことで、さらに悪い結果を招いてしまいました。

待ちに待った検査結果を聞く日が来ました。医師は「ホルター心電図に異常は見られなかった」と告げ、「心臓弁膜症といっても、昔だったら機械が見逃すくらいごく軽いもので、日常生活にまったく支障はないし、運動をしてかまわない」と付け加えました。

向精神薬依存への第一歩

本来ならこれで一件落着、心配して損をしたということになるのでしょうが、私の場合、これがそもそものはじまりとなりました。

心臓機能に心配するような問題がないと分かったので、自分が今とらわれている症状が精神的なものから来るものだとはっきりしたわけです。しかし、それをどのようにコントロールすればいいのかまったく分かりませんでした。相変わらず夕方になると憂うつになって、食事が喉を通らないという日々が続いたのです。

二、三日後、不安が高じてとうとう我慢ができなくなり、くだんの病院へとやっとの思いで車を走らせました。病院までは一五分ほどの距離でしたが、その間、ハンドルを握る手は冷や汗をかき、痺れていましたし、胸のあたりが苦しく、真っすぐ座って運転ができないほどでした。病院に到着後、夜間診療の窓口で診察後に安定剤でも出してくれるだろうと思っていたのですが、検査で「異常なし」と出ているからか、診察さえ受けられませんでした。とはいえ、少し落ち着いた私は、仕方なくその晩はそのまま帰宅し、翌日に内科を受診して、前出の非常勤医が勤務する大宮にある大学病院の心療内科宛に紹介状を書いてもらいました。

早速、大学病院に電話をして予約を入れ、心療内科を受診することになりました。そこを受診する際に希望したのはカウンセリングでした。薬による本当の怖さを、このときには知る由もありませんでしたが、なんとなくあまり薬には頼りたくないと思っていたのです。というのも、高校生のころから慢性じんましんを抑える抗ヒスタミン剤や抗アレルギー剤を二〇年も飲み続けていたのですが、業病《ごうびょう》のようになかなか治らなかったからです。また、二〇代前半にも自律神経失調症(1)・パニック障害(2)にかかっていたのですが、そのときは薬に頼らず自律訓練法で治したという経験もありました。そんなことから、このときもできるだけ薬には頼りたくないという気持ちが働いたのです。

さらにカウンセリングに関していえば、漠然とではあれ、心理的なサポートを切実に必要としていたのだと思います。つまり、今回の症状の原因は、ここ数年来にわたって続いていた妻との軋轢《あつれき》や、不規則で忙しい翻訳という仕事を抱えているうえに家事や育児といった負担が重なったための精神的・肉体的ストレスが原因であると感じていましたし、その鬱憤を語る相手も当時はいなかったからです。

カウンセリングを受けたいと大学病院の医師に話すと、「あいにく、うちではカウンセリング

---

(1) 自律神経のバランスが崩れた場合に起こる症状の総称。不定愁訴を有し、臨床検査では器質的病変が認められないもの。

(2) パニック障害という病名がアメリカ精神医学会のＤＳＭ（精神疾患の診断・統計マニュアル）に登場したのは一九八〇年のことで、それまでは不安神経症と呼ばれていた。

は行っていません。カウンセリングをご希望でしたら、〝私たちの仲間の医師〟で、浦和駅近くで開業している先生がいるので、そこを紹介しましょう」と言われ、薬の処方せんとともに浦和のクリニックへの紹介状を書いてもらいました。

このような経過をたどり、私は「飛んで火に入る夏の虫」さながら、なんの疑問を抱くこともなく、向精神薬依存症への、出口のない闇の扉を自ら開くことになったわけです。

強迫性障害を病んだ高校時代

本題に入る前に、私が向精神薬依存症になる前の「精神歴」を述べておくのも無駄ではないと思います。私は幼少期からとても繊細で過敏な神経の持ち主で、幼稚園に通っていたころの場面《ばめん》緘黙症《かんもくしょう》（選択性緘黙）(3)をはじめとして、さまざまな神経症状を呈してきました。その場面緘黙症については、数年前に『あなたの隣の話さない人――緘黙って何？』（Amazon Kindle版）という本にまとめ、成人するまでの精神遍歴に触れたこともあります。

成人するまでに、幼稚園や学校での緘黙体験を除いてもっとも辛かった体験は、高校二年生から三年生にかけて患《わずら》った強迫性障害(4)でした。かなり重症で、それが高じて一時は、「一家皆殺し」の妄想に取り憑かれたこともあります。思春期のころ自分の性格について猛烈に悩むようになり、こんな自分の性格を形づくったのは遺伝的な要因と生育環境、つまり家族そのものにあるとまで考えるようになりました。それで、自らの病的な性格を変えるためには目の前に立ちはだかる家族という壁を乗り越えなければ先に進むことができないと思いつめるようになり、心が病むに従って「一家皆殺し」というきわめてネガティブな妄想へと変化していったものと思われます。

のちに振り返って、「誰にも言わず、一人で苦しまずに、親に話して病院へ行っていれば楽になれたのに……」とよく思ったものです。当時（一九七〇年代前半）は、心の病への偏見は今とは比べものにならないほど強く、また今日のようにすぐに受診できるメンタルクリニックもなく、行くとしたら刑務所のような鉄格子に閉ざされた「精神病院」しかありませんでした。だから、強迫性障害の苦しみを親に打ち明けるだけの勇気がなかったのです。

とはいえ、今考えると、それで正解だったと思っています。あのような状態で身近にある精神科病院などに行っていたら、その時点で現在のような向精神薬依存症にされて大切な青春時代を台なしにされていたことでしょう。あるいは、その精神科病院で「一家皆殺しの妄想がある」などと口にしていたら、「精神分裂病」（統合失調症の当時の呼称）ということで直ちに措置入院となっていたかもしれません。

（3）　学校や幼稚園など、ある特定の場所で話すことができなくなる症状。社交不安障害の一種と考えられる。
（4）　不合理な行為や思考を自分の意に反して反復してしまう精神疾患。強迫行為と強迫観念に分かれる。不安障害の一種。

なり、ひょっとしたら一生精神科病院で暮らすはめになっていたかもしれません。

では、どうやってその強迫性障害を克服したのかについて簡単に話しておきます。

高校二年の三学期のことでした。いよいよ受験校を決めなければならないという段階で、「家族を乗り越える、否定する→一家皆殺しの妄想」という病的な観念に代わって、「家族を乗り越える、否定する→家を出る→地方の大学を受験する」というポジティブな思考回路が開かれたのです。それまで家と自分を切り離して考えることができなかったのですが、受験という現実を前にしたとき、それが「家を出る」、つまり自立のために用意された絶好の機会であることに気付いたのです。

当時はちょっとした北国ブームで、歌や旅行会社のＣＭも北をテーマにしていたので、「どうせ行くなら北海道へでも」と思うようになりました。そしてある日、両親に北海道大学を受験したいと願い出ると、最初は「なにもそんな遠くへ行かなくても、大学は東京にいくらでもあるじゃないの」と反対されましたが、私の固い決意に最後は納得してくれました。それからというもの、私の気持ちは「一家皆殺し」という暗い妄想から、北海道での明るい青春へとシフトしていったのです。

そして一年後、見事合格を果たして、上野発の夜行列車に乗って北国へと旅立ちました。実際は、受験前後あたりから強迫性障害によるオブセッション（強迫観念）は消えていたと思うのですが、自分自身の印象としては、青函連絡船のデッキの上から荒ぶる津軽海峡の海の底へ、オブセッションも緘黙《かんもく》も永遠に沈めてしまったように思っています。

ほとんどしゃべらず緘黙傾向で、強度の強迫性障害を招くほどの自分の性格を変えるには、それを形成してきた家族を否定し、自己変革していくしかありませんでした。そこで私は、社会とほとんど関係性をもたずに成長してきたことを振り返り、すぐに経済的な自立ができないにしても、地方の大学へ行って一人暮らしをすることは、そのための確実で、かつ大きな第一歩になるはずだと認知して行動へと移したわけです。今思えば、まさに無意識のうちに認知行動療法[5]を、誰の手も借りずに実践していたということです。そして、見事に心の病を克服したばかりか、その後の大学生活において、他人より少し遅くはじまった本当の青春を謳歌することができました。

パニック障害を病む

こうして一九歳の春に少々遅い青春をはじめることになり、「遅れてきた青年[6]」よろしく学生運動にも参加しました。当時の社会風潮のなかで、私にとって〈自己変革〉とは〈社会変革〉へ

（5）誤った認識・陥りがちな思考パターンの癖を、客観的でよりよい方向へと修正する精神療法。
（6）ノーベル賞作家・大江健三郎（一九三五～）の一九六二年発表の長編小説のタイトル。

コラム 1

『発達障害は少年事件を引き起こさない』という本

私は高校時代に抱いた妄想の記憶を、以降も心の片隅に暗い時代の傷跡として封印してきたのですが、1冊の本との出会いがその封印を解き、かつ傷跡も消してくれました。精神分析派の精神科医である高岡健著『発達障害は少年事件を引き起こさない』（明石書店、2009年）という本です。

この本の中で高岡氏は、「私は、どの少年も、父親を殺害することによってしか、大人になれないと思っている。もちろん、多くの場合は、現実の殺人ではなく、観念上の殺人が行なわれるのであるが」（54ページ）、「支配度が限りなく小さい父親を、少年が観念の上で殺害していくこと。そして、受容度が限りなく大きい母親が、自然死に近い形で去っていくこと。それが原点であり、すべての少年は原点を通過することによって大人になっていく」（200ページ）と述べています。

私の場合、「観念上の殺人」に踏みとどまることができたのは「自室」という唯一最後の逃げ場があり、また、最終的に地方の大学入学という選択をすることにより「親からの自立」というまっとうな道に進めたからにほかなりません。成人後も、私の抱いた「想念」に自責の念や後ろめたさを覚えることがありました。そんな私に、高岡氏の本は救いの手をさしのべてくれたのです。私には、高岡氏が「あなたは何も悪くはない。それどころか、まっとうな道を通って立派に大人になったのだ」と言ってくれているように思われました。

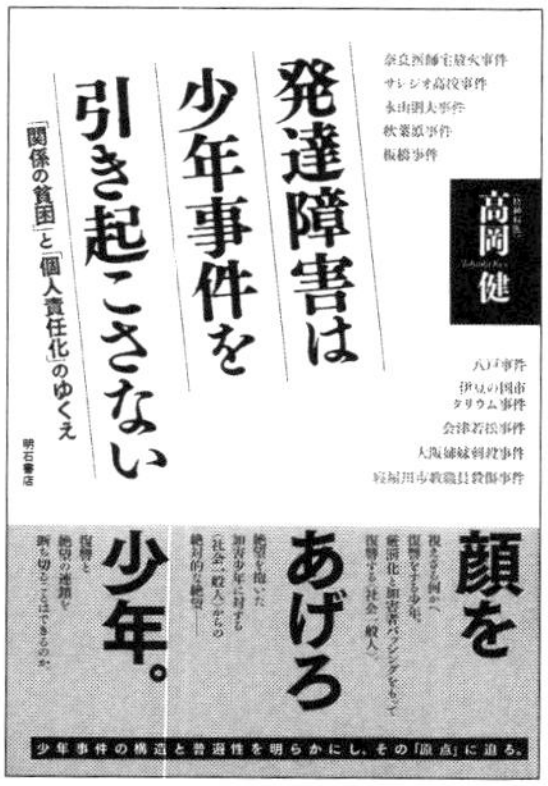

の関与によって貫徹されるものだったのです。

しかし、この学生運動で、三年後には政治的挫折を体験することになります。私が活動に参加していたのはノンセクトの学生運動で、その同志は親友でしたから、挫折は友人との乖離《かいり》を生むことになり、私の人生に深刻な影響を与えました。その年の冬は狭いアパートに引きこもり、生と死の意味を問い続けるという日々でした。

翌年の夏、挫折感を引きずったまま神奈川県の実家に帰省しました。そしてある暑い日、横浜のジャズ喫茶へ出掛けてコーヒーを二杯飲んで帰宅し、夕方お風呂に入って出てくると、急に心臓の鼓動が高まって止まらなくなりました。手足は冷たくなり、冷や汗をかき、とても生きた心地がしませんでした。びっくりした家族が救急車を呼び、病院へ運ばれて心電図をとった結果、なんの異常もないということで安定剤を投与され、車で帰宅してようやく落ち着きを取り戻したのですが、翌日その病院を訪れたところ、自律神経失調症と診断されました。

その後も一週間ほど実家にいましたが、外出して電車に乗ったりすると気分が悪くなるという日々が続きました。心拍数が上がり救急車で病院へ搬送された最初の自律神経の発作が原因で、パニック障害になってしまったのです。幸い、人混みを避けることで症状は鎮まったので大事には至らなかったのですが……。

その後、学生運動に没頭していたために留年した一年を含め、卒業までの二年近くは発作もなく無事に大学生活を送りました。卒業後、就職が決まらないまま故郷に戻り、安アパートで暮らしながら塾講師のアルバイトをはじめました。そして夏、学生時代の友人が住む寮を訪ねて一晩飲み明かしました。その翌朝、自分のアパートに戻ると、かつてと同じく心拍数の上昇と手足の冷え、発汗、痺れなどがはじまったのです。その日は日曜日だったので近くの病院はやっていません。再び、救急車で病院に運びこまれました。

こんな私を心配した姉が同じく自律神経失調症になったことのある友人に相談したところ、ある大学病院の医師を紹介してくれたので、私はそこに通って自律訓練を受けることになりました。薬も処方されましたが、それは電車に乗っているときなどにパニックを起こした場合に備えての頓服用でした。

薬の名前は覚えていませんが、ベンゾジアゼピン系の精神安定剤がアメリカで発売されたのが一九六〇年代で、日本でも間もなく認可されているので、効き方などから考えて、恐らく短時間作用型のベンゾジアゼピン系の安定剤だったと思います。その薬をお守りのようにいつも持ち歩き、たまに電車の中で気分が悪くなって耐えられなくなったときに何度か服用しました。

自律訓練の甲斐があって、半年ほどで症状はだいぶ和らぎ、翌春には都内の小さな出版社に無事に就職することもできました。しかし、もともと自律神経が弱かったため、とくに夏の暑さを苦手とし、最高気温が三〇度を超えると食欲がなくなり、夏やせをする傾向にありました。また、北海道の涼しい夏に体が慣れてしまっていたため、東京の夏はとりわけこたえました。

このように、二〇代を通して夏から秋口にかけては自律神経失調気味になり、退勤時の満員電車の中でパニック症状を起こし、命からがら家にたどり着くというようなことも何度かありました。しかし、それも暑い時期だけのことだったので、病院に通うこともなく、なんとかやり過ごしているうちに、三〇歳前後になっていつの間にかパニック症状も消えていきました。

初めての心療内科——地獄への扉を開く

それでは、浦和のクリニックを初めて受診したときの話をします。

大宮の大学病院で紹介状をもらった私は、早速クリニックに電話をしてみましたが、「あいにくと予約がいっぱいで、早くても二週間は待っていただかなければなりません」と言われました。しかたなく、大学病院で処方された薬を飲んでその日を待つことにしました。

そして、ようやくクリニックを受診したのは、最初に心臓に異変を感じた日から二か月近くが経った一一月中旬のことでした。苦手な夏はとうに過ぎさり、そろそろ冬の便りが届きはじめるという季節です。本来なら、自律神経の調子もすっかりよくなり、心身ともに一年でもっとも快調な時期のはずでした。心臓の不調だって、本当ならよくなっていたはずです。ところが、その後もずっと胸に圧迫感を覚え、気分がすぐれなかったのです。「病は気から」と言うように、すっかり自己暗示にかかってしまっており、藁にもすがる思いでクリニックに行ったわけです。

小さなビルの三階にあるクリニックの扉を開けると、受付カウンターにいた若い女性スタッフが笑顔で迎えてくれ、落ち着いた雰囲気の待合室にはヒーリングミュージックが流れていました。問診票に必要事項を記入して待っていると、名前が呼ばれました。診察室に入ると、四〇歳前後かと思える穏和な感じの医師が待ち受けていました。紹介状をわたしてこれまでの経緯を簡単に話し、最後に「カウンセリングを受けたい」と付け加えました。

診断名は「心臓神経症(7)」、最初に処方された薬の名前は覚えていません。その後一年くらいの間に、薬の種類や量が変わっていったと記憶しています。そして、二週間後の受診日から、四回ばかりカウンセリングを受けることになりました。カウンセリングは今日でも保険がきかず、自費負担になります。そのときも、一回四五分で三八〇〇円くらいだったように記憶しています。しかし、期待が大きかっただけにこのカウンセリングにはずいぶん失望させられました。

カウンセラーは二人いましたが、どちらも三〇歳前後の若い女性で、もっぱら私の話を聞くばかりで、気の利いたアドバイスとか専門的な分析を聞くことはできませんでした。それでも、前述したように、当時は妻子と別居中の身の上で、そこに至るまでの妻との葛藤によって受けた心の傷がいまだに癒えきっていない時期だったうえに、相談できる相手もいなかったので、私の鬱憤のはけ口としての役割をカウンセラーは果たしてくれたと言えます。

カウンセラーとのやり取りで、一つだけ忘れられないことがあります。予定回数の最後のころだったと思いますが、治療の効果がなかなか現れないことに疑問を抱きはじめていたうえに、薬に頼りたくないという気持ちが依然として強くあったので、「いったい、いつになったら薬を減らしていって治すことができるんでしょうか？」と疑問をぶつけてみたのです。そのときのカウンセラーの答えが忘れられないのです。

「いいですか。風邪をひいたら薬を飲みますよね。でも、熱が下がって咳や鼻水が出なくなったら、薬を飲まなくてもよくなりますよね。それと同じです」

当時、それに反論するだけの知識はまったくありませんでした。処方された薬が、風邪にたとえれば解熱剤やせき止めと同じ対症療法にしかならないことはなんとなく分かっていました。だから、どうやって病気を根本的に治せるのかを聞きたかったのです。しかし、カウンセラーも、医師も、その疑問にはまったく答えてくれなかったのです。

予定された回数のカウンセリングが終了すると、あとはカウンセリングの効果があろうとなかろうと、医師の診察が待っているだけでした。その後、三年間ほど、二週間に一回というサイクルでこのクリニックに通いました。

（7）心臓そのものに病変はないのに、心臓の痛みや動悸・息切れなどを示す神経症。

今考えてみれば、なぜ心療内科の助けを必要としたのか、その時点で頭のなかを整理してみればよかったと思っています。私の心がＳＯＳを発したのは、医師から「軽い心臓弁膜症だが心配はいらない」と最終診断が下されたものの、夕方になると気分がふさぎ込み、時にパニック状態になることでした。

その症状自体は、最初に大学病院の心療内科で薬を処方され、すぐに治まっています。でも、夜寝るとき、横になるとなんとなく胸に圧迫感を覚えました。それは耐えがたいほどのものではなく、それこそなんとなく気になる程度の症状でした。しかし、その圧迫感のために、私は何年も、漫然と、メンタルクリニック通いを続けてしまったのです。

診察室で医師は、いつも私に一瞥をくれたあと机に向かってカルテに目をやり、ほとんど横顔しか見せませんでした。それから、調子を聞かれたときに「いい」と答えると、「では、今のまま続けましょう」と言い、少しでも「調子が悪い」と答えれば「薬を増やしましょうか」と言い、「眠れないことがある」と答えると「睡眠薬を出しましょうか」と言うだけの医師でした。そのたびに、必死になって増薬を断りました。ただでさえ薬を減らして早く治したいと考えているのに、薬を増やすなどもってのほかのことでした。

また、薬を常用することに対する不安から「副作用はないのですか？」とも尋ねましたが、医師が「どの薬も、眠気とか口の渇きといったことのほかに、心配するような副作用はありません」

と答えたことをはっきりと覚えています。

違法な院内処方で利益を独り占め

次第に私の口は重くなり、何か症状の変化があっても、よほどのことがないかぎり「とくに変わりはありません」と答えるようになっていきました。のちに受付で、「薬だけください」と言うと、順番を前送りして簡単な診察だけで薬を処方してもらえることを知り、それ以来ずっとその方法を続けました。

この作戦は、結果的にはベターな選択だったと思っています。医師に言われるままに薬を増やし続けていたら、今ごろ廃人同様の状態になっていたでしょう。薬物依存症にはさせられたものの、今日なんとか正常な社会生活を送れているのは、医師の増薬という悪魔のささやきを拒み続けたからだと確信しています。

ところで、当時はすでに医薬分業が普通になっていたのですが、このクリニックではまだ院内処方を行っていました。しかし、スタッフは受付の二名の女性事務員と二名のカウンセラーしかいません。つまり、薬剤師がいないのです。では、どうするかというと、受付の二名の女性スタッフが交代で別室に行って、処方された薬を選んでくるのです。

薬といっても心療内科の場合、実際にその部屋で薬を量って調剤するわけではありません。彼女らは、何種類かの既製薬品のうちから指示された薬種と用量の錠剤やカプセルを指示された数だけ選べばいいわけです。もちろん、それをそのまま患者にわたしたら明らかな違法行為となるので、彼女はその薬をトレイに載せて、診察室に入っていって医師に見せます。すると医師は、診察を中断して、薬の中身を確かめてＯＫを出すのです。

こうした行為が違法か合法か、今回この本を書くにあたって調べてみましたが、薬剤師法によると、どう考えても違法としか言えません。だからといって、このクリニックが現在もこうした院内処方を行っているかどうかは知りませんが。

身につまされた患者家族の悲痛な叫び

浦和のクリニックのことで、エピソードを一つ紹介しましょう。

そろそろ転院を考えはじめていたころのことですが、その日は結構混んでいて、待合室には私を含めて数名の患者が順番を待っていました。すると、受付のあたりで男の人の悲鳴にも似た声が聞こえてきたのです。私の席からはちょうど死角になっていて、姿は見えませんでした。

「いったいうちの娘はいつになったら治るんですか。一〇年後ですか、二〇年後ですか、三〇年後ですか！」

このときは、この男性のことをあまり深刻には受け止めませんでしたが、なんとなく他人事ではないような感じがしました。いずれにしろ、このクリニック、いや今日の日本における心療内科・精神科クリニックの現状を象徴するようなシーンであると思います。

今回、本書を書くために改めてこのクリニックのホームページをのぞいてみると、以下のようなことが書かれていました。

薬ってなんかこわいイメージがあるのですが？

「一生やめられなくなるのでは？」と心配される方がいます。以前は薬の依存症があらわれることがありましたが、今の薬はほとんどみられません。よくなれば徐々に減量していって最後には薬がいらなくなります。ただし薬を飲んだひとすべてではありませんが、副作用はでることがあります。ただそれも眠気やふらつき、立ちくらみ、胸やけといった軽いものばかりで飲んでいるうちになれて感じなくなる時もありますし、どうしてもつらいときは変更すればおさまります。薬を勝手に急に中断すると症状がもどってしまったり、具合が悪くなることがありますから、自己判断で中断することがないようにお願いします。

薬を飲まないで治す方法はありませんか？

（前略）うつ病や心身症は心の病であると同時に身体の病気です。精神的なストレスや性格要因、体質などが複雑に絡み合って発症に至っています。精神的な治療と薬での治療は治療の2本柱、車でいえば前輪と後輪、このふたつがうまく作用して治癒に向かいます。薬はこわがらず上手に付き合っていきましょう。（二〇一四年一一月閲覧）

ここで述べられている薬には、抗うつ薬ＳＳＲＩ（選択的セロトニン再取り込み阻害薬）も含まれています。その危険性は、ＮＨＫの「クローズアップ現代」でも取り上げられたことがありますし、抗不安薬や睡眠薬など広く用いられているベンゾジアゼピンの依存性に関しては精神医療の内部でも問題にされています。私がこのクリニックを最初に受診した二〇〇〇年どころか、アメリカでは一九六〇年代から依存性が指摘されており、それゆえ欧米では、原則数週間以内の短期処方といったことがガイドラインなどで推奨されています。

第一、これらの薬の副作用は、医師向けの添付文書にまで詳しく書かれているのです。にもかかわらず、こうしたことをいまだにホームページに平然と掲げているところを見ると、このクリニックの医師はよほどの嘘つきか、よほどの不勉強というしかありません。はっきり言って、医師失格だと思います。

私はこのクリニックに通院するようになって数か月後には処方が固定し、それ以来今日まで、ルボックス25ミリグラム（抗うつ薬）とリボトリール0.5ミリグラム（抗不安薬）を常用し続けています。巻末に掲載した資料３（二一九ページ）は、この二つの薬について、各製薬会社が医師向けに提供している「医療用医薬品の添付文書」（http://www.info.pmda.go.jp/psearch/html/menu_tenpu_base.html）の副作用に関する記述です。ちょっと長いですが、とても重要なことなので目を通してください。それから、もしあなたが今飲んでいる薬があれば、このサイトで調べてみてください。向精神薬以外の薬では、記載事項が格段に少ないはずです。

なお、私が現在通っている調剤薬局で渡される「薬の説明書」の注意事項には、両方の薬とも、「眠気や注意力等の低下が現れることがありますので、車の運転や危険を伴う作業は控えて下さい。また、薬の作用に影響を及ぼすことがあるので、飲酒は控えるようにして下さい」としか書かれていません。

私が心療内科に通いはじめたのは二〇〇〇年、今から一四年も前のことです。当時はまだ日本の医療、とくに精神医療に対する信頼が今日ほど揺らいでいませんでした。そして、心療内科やメンタルクリニックの看板を掲げた医療機関が街の至る所にでき、それまでどこか近寄りがたかった精神医療が身近なものに感じられるようになった時期です。

また、この時期に、女優の木の実ナナさんが新聞の全面広告で「私は、バリバリの『鬱』です」というコピーで登場し、うつ病を「心の風邪」と称する「うつ病受診キャンペーン」が繰り広げられてもいます。それにつれて、うつ病患者が激増していったという時期でもあります。

うつだけではありません。やれ摂食障害だ、やれ発達障害だとさまざまな「障害」がクローズアップされ、社会的認知を受けて治療の対象とされていきました。私もこうした精神医療の動向や製薬会社の宣伝に、まんまと乗せられたわけです。

治癒をめざして転院してみたが……

二〇〇二年六月、日韓共催でＦＩＦＡワールドカップが開催されたときのことです。二〇〇一年に妻と正式に離婚をしていたのですが、翌年の春からいろいろな事情があって、元妻と子どもと再び同居するようになっていました。

ある日、千葉の幕張メッセでワールドカップ関連のイベントがあり、三人でそこへ出掛けました。いつもならば、もしものときに備えて薬を携帯していくのですが、その日は車で出掛けたということもあり、薬を忘れてしまいました。ところが、夕方の帰るころになると気分が悪くなってきたのです。運転は私しかできなかったので、我慢して帰るしかありません。一時間以上の道のりを、やっとの思いで運転して家までたどり着きました。

こうしたことは、学生時代に発症した自律神経失調症やパニック障害のとき、そして心臓に異常をきたす以前にもときどきありましたが、いつも夏から秋にかけてのことで、暑くも寒くもない時期に起きたことはありませんでした。今から思うと、このときすでに薬物依存（常用量依存）

になっていたのかもしれません。もしそうでないとしたら、薬によってむしろ症状が悪化したと考える以外にありません。

前述したように、次第にクリニックの医師に対して不信感を募らせていき、早く治したい、薬を減らしたいという欲求は日に日に高まっていきました。そこで、インターネットで検索をし、東京都北区王子に精神分析を専門にしているメンタルクリニックを探し出しました。認知行動療法などは日本にほとんど紹介されていないころですから、精神分析という言葉に「これだ！」と思って飛びついたわけです。浦和から王子まではちょっと距離がありますが、二〇〇四年の初め、思いきってそこを受診することにしました。

王子のメンタルクリニックは、浦和のクリニックと違って心療内科ではなく精神科の看板を掲げていました。精神保健指定医の肩書きをもつＳ医師は、五〇歳くらいとおぼしき紳士然とした人物で、白衣を着ずにスーツで診療を行っていました。応接間のような診察室には立派な木の机が置かれ、患者は医師と対面して話すことになります。

浦和のクリニックとは何もかもが違うこの医師に、私の期待は高まりました。これまでの経過を述べたあとに、ホームページに載っていた精神分析を受けたいと申し出ました。すると医師は、「精神分析は保険がきかないので、ひと通りの治療を受けるには十数万円かかります。保険の範囲でということだと、できることはごくかぎられます」と言いました。

私には、そんな経済的な余裕はありません。しかし、それでも諦めきれなくて、保険の範囲で少しでもお願いしますと懇願し、毎回数分ごと精神分析の真似事をしてもらうことにしました。薬は、ＳＳＲＩの抗うつ薬ルボックス25ミリグラム、ベンゾジアゼピンの抗不安薬リボトリール0.5ミリグラム、それに調子の悪いときに（主に夏・冬）、胃腸薬としても用いられている定型抗精神病薬ドグマチール50ミリグラムの三剤を一日一錠に固定していたので、ここのメンタルクリニックでも同じ処方が続けられることになりました。

しかし、結果的には、このメンタルクリニックには一年半ほどしか通院していません。精神分析の真似事はほとんど形だけのものでしたし、そのために家からバスや電車を乗り継いで通うだけの価値を認めることができなかったのです。

再度、インターネットでいろいろ調べてみました。当時は、前述したように「うつ病キャンペーン」がはじまり、一〇年間でうつ病患者数が二・四倍に増えるという「うつ病ブーム」が起こっていたときです。各メンタルクリニックでは患者の受診が相次ぎ、笑いが止まらないといった状況でした。そのため、ようやく予約がとれたのが、さいたま新都心駅近くにある心療クリニックでした。

「吸血鬼の医者」

予約した日に心療クリニックに行くと、まず別室に通され、臨床心理士のような人から三〇分ほど予診を受けました。その後、診察室に呼ばれてK医師の診察を受けました。近くの総合病院の神経心療科副部長をしていたという精神保健指定医のこの医師は、少しいかつい感じのする中年でした。

こちらがひと通りの経過を話すと、医師は、「あちらで採血をしてきてください。心の病気と思っていても、身体的な原因である可能性もありますからね」と言いました。いったん診察室を出て、奥の狭い別室で看護師から採血されました。実は、つい一か月ほど前に市の健康診断を受け、血液検査をしていたのです。しかし、ここではまた別の検査をするのだろうと思って検査を受けたのですが、次の診察のときにわたされた検査結果を見ると、その項目は市の健康診断とまったく同じでした。

もちろん、とくに異常は認められませんでした。ここでも、薬はルボックスとリボトリール、それにドグマチールが処方されました。「これまで、ずっとこれらの薬で落ち着いている」と言うと、「そのまま続けましょう」ということになったのです。

この心療クリニックも予約制でしたが、王子のメンタルクリニックと同様、いつも混んでいました。予約時間に行っても、一時間ほど待たされるというのはざらでした。そして、三か月ほどが経過したとき、医師が再び「血液検査をしましょう」と言ったのです。このときは、さすがにおかしいと思いました。

初診のときに血液検査を受けたのは、今までにないことだったとはいえ医師の理屈は通っていましたが、あれから三か月しか経っていないのにまた検査をする必要があるのか……。このとき、はっきりとその疑問をぶつけてみるべきだったのでしょうが、気の弱い私はとっさにそれが言えず、言われるがままに再び奥の別室に入ってしまったのです。

観察してみると、血液検査を受けているのは私だけではありませんでした。ほかの患者たちも同様に定期的な採血を受けていました。しかも、私のようにメンタルクリニックをはしごしてきている人はそういないでしょうから、恐らくなんの疑問も抱かず、メンタルクリニックとはそういうことをする所なのだと思っているのでしょう。それに、奥の別室というのは採血専門室のようで、そこに常駐する看護師はどうやら採血専門だったようです。

帰宅して家族にその話をして、「吸血鬼の医者」と呼んでみんなで笑いました。三か月後にまた「採血しましょう」と言われたら、そのときこそ納得のいく説明を得られなければ私は採血を拒否するつもりでした。なぜなら、採血一回で一五〇〇円（三割負担）ほど取られたからです。

それから三か月ほどした冬の日、風邪気味だったのですがこの心療クリニックを訪れました。医師から調子を聞かれたので、「ちょっと風邪気味です」と答えると、「じゃあ、血液検査をしましょう。風邪と思っていても、ほかの病気の可能性もありますから」と言われたのです。あまりにも予想外の展開に言葉が出ませんでした。こうくるのか！　例の採血室で、例の看護師からまんまと血を採られながらほぞをかみました。次の診察日に検査結果を聞いて、この心療クリニックに行くことはやめました。初診からちょうど半年後のことです。

巻末（二一九ページ）に掲げたリボトリールの注意事項には、「連用中は定期的に肝・腎機能、血液検査を行うことが望ましい」と書かれており、向精神薬には肝臓をはじめとして各臓器の障害を引き起こすものが多いようです。

今思うと、このクリニックの医師はそれを心配して血液検査を行っていたのかもしれません。でも、もしそうだとしたら、どうしてさまざまな口実を設けて嘘をつく必要があるのでしょう。正直に、「長期間、向精神薬を服用していると肝臓や腎臓障害が起きるリスクがあるので、定期的に血液検査を行って異常がないか確かめます」と、どうして言えないのでしょうか？

『ＮＨＫスペシャル　うつ病治療　常識が変わる』（宝島新書、二〇一二年）という本を読んだとき、次のような記述を見つけて思わず吹き出してしまいました。

「点滴大好き

ここに行けば、必ず点滴される。理由はわからないが、結果的に窓口で支払う金額も総じて高くなる。そのため点滴は、医学的な必然性というより経営上の事情でなされているのではないか

と噂されている。七〇代の男性医師による個人開業だ」（六八〜六九ページ）

心療内科をはしごする

勢いでさいたま新都心の心療クリニックをやめてしまったので、次に行くクリニックを探さなければなりません。とはいえ、心療内科というものにとことん失望してしまったので、こうなったらどこも同じだと思い、最初に行った浦和のクリニックに行って、「精神療法を受けたくて転院したが、思うようにいかなかったので、またよろしくお願いします」と言うことにしました。そして、二年ぶりに訪れたのですが、なんと内部のレイアウトがかなり変わっていました。というより、一・五倍くらいの広さになっていたのです。隣の部屋も借りて診療スペースを広げたようで、このクリニックはかなり儲かっているようでした。

このころになると、「薬をやめられない体になってしまった」ということをぼんやりと意識するようになっていました。家族には、「パパは薬中《やくちゅう》だから」などと、毎晩食後に薬を服用しながら冗談めかして言っていました。

またこのころは、冬の寒い時期に不整脈が出るようになっていました。数日間それが続き、一度出ると数時間持続するので、市内の循環器科を受診して精密検査も受けています。このときは、ホルター心電図にもはっきり不整脈が記録されていました。医師の説明では「良性なので心配する必要はない」ということでしたが、不安な顔をしていたのでしょう。「あまり気になるようなら薬を出しましょうか」と聞かれました。しかし、薬にはこりごりしていたので、もらいはしつつ一度も飲みませんでした。

この不整脈は、向精神薬の服用時間とは関係なく、薬を飲んだからといって収まるものでもありません。この医師は、弁膜症というほどのこともないと言いましたが、実は兄も心臓に軽いトラブルを抱えているので、本来もっていた因子が加齢とともに現れたのだろうと思っていました。ところが、今回この本を書くためにいろいろと資料を調べてみると、向精神薬の服用によっても不整脈が副作用として現れることがあることを知り、もしかして……と疑うようになりました。

さて、薬をもらうだけという動機で再び通いはじめた浦和のクリニックでしたが、その一方で「なんとかしたい」という気持ちも捨てきれず、暇なときにネット検索を続けました。そうすると、大宮駅の近くにあるクリニックを見つけました。当時の院長はまだ四〇代そこそこで、精神医療について非常に野心的なことをホームページに書いていました。そこで、二〇〇七年の初めころ、一年ほど通った浦和のクリニックを再びやめて、この大宮のクリニックに通うことにしました。

しかし、ここも長くは続きませんでした。このクリニックは予約制をとっていなかったので、薬がなくなるころを見計らって通っていたのですが、ある日行ってみると、休診日でもないのに扉が閉まっていたのです。そこで、いつも利用している調剤薬局に行って聞いてみると、「そういえば、最近、あそこの処方せんを持った患者さんは来ていない」と言うのです。なんとも無責任な話です。

大至急、新たな病院を探さなければなりません。そこで、予約なしで初診を受けつけてくれるさいたま市内の心療内科を手当たり次第に探して電話をし、数件目でやっと、すぐに診てもらえるところを見つけました。

取り返せない五年を漫然と通院する

そこは、浦和駅から歩いて一〇分くらいの所にあるクリニックでした。予約制でないというので、最初は流行っていないのかと思いましたが、どうしてどうして結構繁盛していました。四〇代半ばに見える精神保健指定医であるN医師は、毎回、マニュアルに書かれてあるような決まった質問を機械的にする人でした。ホームページに、当時ようやく日本でも話題にされるようになった認知行動療法に触れた箇所があったので初診のときに尋ねてみたのですが、彼は「認知行動療法ねえ……」と言ったきり、それ以上何も話しませんでした。そのため、かすかな期待はしぼんでしまいました。

このクリニックは、受付で「薬だけください」と言うと、「お変わりありませんか?」と聞かれて、「はい」と答えると診察なしで処方せんを出してくれました。ですから、診察料もとられません。しかも、一か月分の薬を処方してくれるのです。本来、これは違法行為だそうです。だから、ほかのクリニックでは形だけでも対面をしていたのですが、ここはそれさえもありませんでした。薬さえもらえればいいという「薬中《やくちゅう》」の私には、なんとも都合のいいクリニックでした。

このように使い勝手のいいクリニックだったので、ここへは結局五年近く通いました。この間に、浦和から大宮より北にある町に引っ越したのですが、知らない病院へ転院して、二週間ごとに待合室で長いこと待たされて、そのたびに診察料を払うくらいなら、一か月に一回浦和まで通ったほうがずっと安上がりで時間の節約にもなると思い、そのままこのクリニックに通い続けたわけです。

前述したように、普段ルボックスとリボトリールだけですましていましたが、夏や冬になると自律神経のバランスを崩しがちになるので、体調によってはドグマチールを服用することがありました。処方が変われば当然新たに診察を受け、処方せんを出してもらわなければなりません。そのため、年に何回かは医師と対面しなければならなかったのですが、仕事が忙しいときなどはそれが面倒で、気が付くと飲んでいないドグマチールが溜まっていることもありました。

このクリニックに通いはじめて四年以上が経過したころです。その日は新たな処方せんを出してもらうために診察を受けなければならなかったのですが、あいにくとかなり混んでいました。しかも、いつになく一人当たりの診察時間が長かったのです。

さんざん待たされた挙げ句、ようやく順番が来たので診察室に入ると、どうしたことか、医師はカルテを見ながら考え込んでいました。そして、「前の病院ではなんと言われていたのですか？」と質問をしてきたのです。何を今さらと思いつつ、「最初は心臓神経症（一九ページ注(7)参照）と言われましたが……」と答えたのですが、実は、それ以降のクリニックでの診断名を私自身が知らないことに今さらながら気付かされました。

すると、さらに医師はルボックスとリボトリールの副作用について延々と説明をしはじめました。もちろん、ベンゾジアゼピンの依存性やＳＳＲＩの攻撃性など肝心のことについては言及しませんでしたが、ベンゾジアゼピンの長期服用は認知機能に障害をもたらす可能性があることなどを述べ、「まあ、あなたの場合は量が少ないのであまり心配はないでしょうが……」と自らを納得させるような言い方をしたのです。

いったいどうしてしまったのだろう、と気になったので、帰宅してからネットで検索してみました。すると同じ浦和駅近くに、「薬物療法は最小限の処方を行い、精神療法はカウンセリングや心理専門療法が実施可能」を謳っているクリニックが最近開業していることを知りました。私が通っていたクリニックは、その影響を受けて患者数が減っていたのでしょう。それで慌てて、ちゃんとした治療を行っていますということをアピールしたかったのかもしれません。とはいえ、そのときの私は、新しくできたクリニックに転院しようという意志はまったくありませんでした。

この五年間、症状にほとんど変化はありませんでした。しかし、ある意味、引き返すことのできない決定的な五年間だったと言えます。この時点だったら、薬をやめることは今より容易だったかもしれません。というのも、薬の効き目が落ちると日常的に離脱症状（禁断症状）を繰り返すという状態ではあったのですが、なんとか耐えながら最低限の薬で抑えていたからです。浦和では二軒目となるこのクリニックへ通いはじめた時点であれば、症状も安定していたのでかろうじて薬をやめることができたかもしれないと今になって思うのです。そう考えると、漫然とこのクリニックに通った五年間がなんとも悔やまれてなりません。

前述したように、私は夏が苦手です。自律神経失調症にならずとも、夏場になると食欲がなくなり、夏バテや夏やせを繰り返していました。そして、薬を飲むようになって数年経つと冬も苦手になってしまいました。不整脈が出るようになっただけでなく、冬の寒さがいっそうつらくなり、頓服のドグマチールを飲まないと乗り切れなくなりました。

反対に、気候のよい春と秋にはコンディションがよく、薬を飲むのを忘れてしまって床に就くということもしばしばでした。だからといって、薬を欠いたことは一度もありません。寝ようとしても寝つけないので、薬を飲むことを忘れていたと気付き、やむなく服薬するのです。不思議なことに、薬を飲んでいないことに気付いた瞬間、急に胸のあたりに圧迫感を感じたりもします。でも、薬を飲んで再び布団に入ると、一〇分もすれば深い眠りに就けるのです。ベンゾジアゼピン系薬剤は、睡眠薬にも用いられているように催眠作用があるのです。

これから述べることになる断薬への挑戦時に、最初に現れた症状が不眠でした。昔から寝つきが悪いほうだっただけに、薬がないと寝つけない体になってしまったのでしょう。朝まで、ほとんど一睡もできないことさえありました。でも、今思えば、次の日に大事な予定がなければ一晩くらい眠れなくてもかまわなかったはずです。服薬中、どうして発想を変えて、試しに一晩だけでも薬を飲まずに過ごしてみようとはしなかったのか……。もし、そうしていれば、薬の回数を二日に一回、三日に一回と減薬して、依存状態を弱めていくこともできたかもしれません。

私にとっての三・一一

二〇一一年三月一一日の東日本大震災と、それによって発生した東京電力福島第一原子力発電所の爆発事故は、私の人生にも大きな影響を与えました。それまで、原発に賛成か反対かと問われれば「反対」と答えていましたが、地震大国の日本に次々と原発が建設され、発電量に占める原子力の割合が増えていくことに、まったくと言っていいほど鈍感でした。多くの人たちと同様、原子力ムラが行っていた洗脳行為に神経を麻痺させられてしまっていたのです。その反省から、もう二度とこのような事故を起こしてはならない、そのためには日本から原発をなくさなければならないと考えを改め、デモにも参加するようになりました。

子どもができてから、二〇年近く翻訳業で身を立ててきました。翻訳の仕事は家でパソコンに向かって行うというものですから、この二〇年間、外の世界とはあまり接触をもたず、もっぱら子どもと元妻との関係のなかでのみ日常を過ごしてきました。外出するとしても、朝夕のラッシュ時に電車に乗ることはほとんどありません。

もし、普通の勤め人だったら、この一四年間まともに仕事を続けることはできなかったでしょう。休職ないしは退職を余儀なくされていた可能性が高いでしょうし、無理をして薬の量や種類を増やすという悪循環に陥っていたかもしれません。そういった意味では、今の仕事に感謝をしなければなりません。なんとか世間並みに仕事ができて、お金を稼ぐことができたのですから。

話を原発に戻しますが、デモへの参加は、私にとっては苦行に近いものでした。緊張からか、都心のデモ現場へ行くまでの電車の中で気分が悪くなることもあり、薬に頼ることもたびたびでした。また、都心の車道を歩いていると、歩道を歩く人々からの視線が気になり、頭がクラクラすることもありました。そして、二〇一二年の六月から九月にかけて毎週欠かさず参加した首相官邸前の抗議行動(8)では、夕刻とはいえ蒸し暑いなかでの行動だったのであらかじめ薬を飲んでいたのですが、結構つらかったです。二時間近く人混みに立ち続け、「大飯原発再稼働反対！」と

(8)　大飯原発の再稼働に反対して毎週金曜日夕刻に行われた行動。再稼働前後の六月に大きく盛り上がった。

叫び続ける行為は、文字どおり修行僧が行う苦行のようでした。

そうした体験を積み重ねたうえで改めて思うのは、一二年間にわたって向精神薬依存状態にありながらもＱＯＬ（生活の質）の低下をそれほど感じずにすんだのは、翻訳業がゆえに、家にこもりがちな生活習慣であったからです。

『精神科は今日も、やりたい放題』との出合い

私にとって、三・一一と同じくらい衝撃的な出来事がありました。二〇一二年三月、クリニックに行く前に立ち寄った本屋で、『精神科は今日も、やりたい放題』（内海聡著、三五館、二〇一二年）という本を見つけたのです。それを手に取った瞬間、私の体に稲妻が走りました。それまで漠然と感じてきたこと、脱出しようとして果たせなかった向精神薬依存のことが、立て板に水を流すような論調で書かれていたのです。少しでも早く読みたいと思い、クリニックで処方せんを待つ間に人目をはばからず読みふけりました。

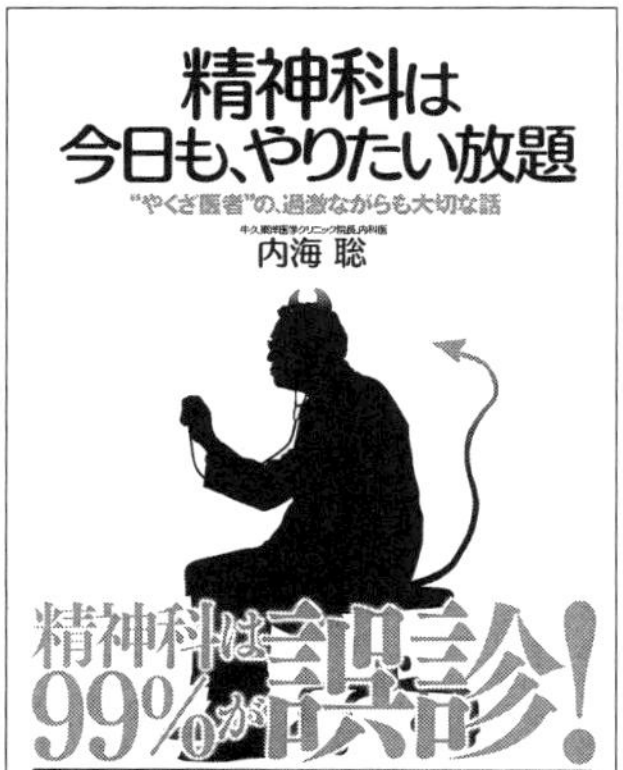

この本が教えてくれたことは、原発事故によって

明るみに出た原子力ムラの存在は、何も特殊なものではないということです。金と権力と利害関係で結び付いたこうした「ムラ」は日本社会の至る所に存在し、精神医療の分野でも、医師・病院、製薬会社、厚生労働省の官僚からなる「精神医療ムラ」が患者を食い物にしているという現実でした。一二年前、ふとしたことで彼らの罠にかかり、それ以来ずっと、私はその罠のなかでもがき続けてきたのです。

自分で薬をやめようとしないかぎりこの地獄のような世界がずっと続くのだ、と思って、翌月から自己流で断薬を試みました。本に書かれていたことをヒントに、薬局で神経症状に効く漢方薬を買い求めて服用し、まずルボックスを飲むのをやめてみたのです。二週間、何も起きませんでした。しかし、四月の中旬に季節外れの寒い日が続いてコンディションを崩し、断薬はあえなく失敗しました。

それで、断薬を手助けしてくれる医療機関はないかと真剣に考えるようになりました。そのとき、内海医師の本に漢方薬が断薬の補助手段になると書かれていたことを思い出し、ネットで「漢方　心療内科」と打ち込んで検索してみました。すると、練馬で漢方治療を行っている心療内科がヒットしました。すぐさま電話をして、今まで一〇年以上にわたって向精神薬を飲み続けていることを告げ、漢方治療が受けられるかどうかを確認したうえで予約を入れました。

2 断薬への挑戦と失敗

漢方療法を受けながら減薬・断薬

二〇一二年九月二五日、西武池袋線練馬駅から五分ほどの場所にあるクリニックを訪れました。電話で、「紹介状がなければ、これまでの経過を書いたものを持ってくるように」と言われていたので、この一二年間の経緯をつぶさに記し、断薬したい意志を書いたＡ４判数ページになるプリントを持参していきました。

受付をすませ、問診票の記入を終えて順番を待ちました。前の患者が診察室を出ていったので、いよいよ私の順番となったのですが、なかなか名前が呼ばれません。おそらく、Ｔ医師は私が書いたものを真面目に読んでくれていたのでしょう。私は、Ｔ医師が信頼できる人物だと直感しました。柔和な表情をしたＴ医師は、思ったとおり私が書いたものをじっくり読み込んでいたようで、診察室に入った時点で説明を必要としないくらい私の状況を把握していました。

Ｔ医師は変わった経歴の持ち主で、まず薬学部を出て薬剤師の資格を得たあと、改めて医学部に入り直して卒業し、精神科勤務医を経て開業したという精神保健指定医で、東洋医学のほかにも森田療法(9)、ＥＭＤＲ(10)などの精神療法にも通じているということでした。

Ｔ医師は、漢方医の立場から「自律神経失調症は低血糖症から来るものかもしれない」と言い、食生活を改善することをすすめました。糖質の過剰摂取が高血糖を招き、上昇した血糖値を下降させるインスリンを過剰分泌させる結果、低血糖状態になってアドレナリン・ノルアドレナリンの分泌を起こして交感神経が刺激された状態になるそうです。

そのため、まず甘いものやアルコールを控えること、食事はできるだけこまめにとり、お腹が空いたら我慢せずに食事をとるか、ナッツ類などのタンパク質やビタミン・ミネラルが豊富なものをおやつに食べるとよいと言いました。それまで、胃腸が弱いこともあって間食は絶対にせず、どんなにお腹が空いても規則的な食事を心掛けてきました。それがかえっていけなかったかもしれない、とも言うのです。

またＴ医師は、食事をとるときも初めに野菜類を食べ、次にタンパク質、そして最後に炭水化物を取ることが血糖値の急激な上昇を避け、一定に保つ秘訣だと説明してくれました。それから、漢方医らしく簡単な気功を教えてくれ、毎回、受診時に施術を受けることになりました。

---

(9)　一九二〇年ころ、森田正馬《まさたけ》がはじめた神経症患者に対する精神療法。感情執着の悪循環を断ち切り、自然治癒力を促す。

(10)　眼球運動による脱感作および再処理法。比較的新しい治療技法で、とくにＰＴＳＤに対する有効性で知られている。

「さて、それで、薬はどう減らしていきましょうかね」と、T医師が言いました。そこで、以前ルボックスを二週間ほどやめたことがあるが大丈夫だったと言うと、「じゃ、まずルボックスを一日おきにしてみましょう」ということになりました。このときは柴胡桂枝乾姜湯《さいこけいしかんきょうとう》[11]という漢方薬を処方してもらい、それを朝晩服用することにしました。二週間後、心身になんの変化も見られなかったので、ルボックスを完全にやめることにしました。

このときに感心したのは、T医師が二週間前に言ったことをちゃんと覚えていたことです。多くの場合、毎日たくさんの患者を診ている医師たちは、いちいち一人の患者のことをつぶさに記憶していないようです。私のように、何年間も症状に変化のない患者はとくに印象が薄いようで、五年も通った浦和のクリニックの医師などは、最後まで私の症状を正確に把握していなかったように思います。断薬の依頼、数枚に及ぶ経過報告書というインパクトを与えた患者であったとはいえ、T医師のきちんとした対応は誠実さを感じさせるものでした。

またT医師は、「もし、何かあったらいつでもクリニックへ電話してください。診療時間外でも留守電を聞いて、こちらから折り返し電話しますから」と言ってくれました。こんなことを言う医師に、これまで会ったことがありません。最近では、救急外来でもなければ診療時間以外は連絡すらできないようにしている医療機関がほとんどです。それだけに、時間外でも患者と向き合おうとしている医師がいることに感動すら覚えました。

それから二週間後、ルボックスの断薬を完全にクリアして、次はリボトリールの減薬に入りました。こちらのほうは依存性が高いので自信がありませんでした。T医師は最初、ルボックスと同様、一日おきにするようすすめてきましたが、やはり眠れなくなるのが不安でした。ためらっていると、「では、四分の一だけ減らしてみましょう」と、服用間隔でなく服用量を減らす提案をしてきました。もちろん、それでも不安でしたが、リボトリールを四分の三に減量してもコンディションに変化はありませんでした。季節的に一番症状の落ち着く時期であったことに加え、漢方薬や気功の効果があったのかもしれません。

さらに二週間後、三分の二にし、その二週間後には半分に、またその二週間後には三分の一に、そしてさらに二週間後には四分の一へと量を減らしていきました。それにつれ、薬の効果が切れはじめる夕方に手足が冷えたりするので暖房をつけたところ、今度は反対にのぼせたりと、少しずつ離脱症状と思われる症状が現れるようになりました。それでも、ナッツを食べたり、気功をしたりしてなんとかしのいでいました。

そして一二月一八日、この年、最後の診察日です。「さあ、どうしましょうかね。もう、やめてしまってもいいのですが……」とT医師は言いましたが、薬を減らしていくことで離脱症状ら

---

(11)　体の熱や炎症をひき、神経の疲れを癒し、神経症や不眠症、また精神面がかかわる動悸などにも効くとされる。

しきものが増えてきていただけに不安でした。実際、その日も夕方から体調がすぐれませんでした。「じゃ、二日に一回ということにしましょう」とT医師は言い、「そのままやめてしまってもかまいませんよ」と付け加えました。

その言葉を聞いたときは弱気になってしまったのですが、電車に乗って家へ戻ると、さっきより調子がよくなっていました。それで、その日の夜はリボトリールを飲みませんでした。そして、翌日もたいして変化なく過ごせたので、T医師の言葉に背中を押されたようにこの日もリボトリールを飲まずに寝ました。

前述したように、リボトリールをやめて最初に困ったのは睡眠障害です。一睡もできないということはありませんでしたが、寝つきが悪くなり、睡眠不足気味になったので昼寝で補えるときは仮眠をとっていました。しかし、日にちが経つにつれて離脱症状らしきものが徐々にひどくなっていきました。断薬して一週間くらいしたころには、電車に乗ったり、街を歩いたりしていると、まるで雲の上を歩いているようで現実感がありませんでした。

正月休みを挟んでいるため、次の受診は三週間後の一月八日です。それまで、少しでも離脱症状が少なくなってくれれば……と祈るばかりでした。しかし、この年の年末年始は最悪な状態で過ごすことになってしまったのです。二九日が土曜日で、この日から一月六日まで世間は年末年始の休みに入ります。ちょうどこの時期に、運悪く風邪をひいてしまったのです。

離脱症状との苦闘

結局、このときは風邪が完治するまでに二週間近くもかかってしまい、年末年始は本当に生きた心地がしませんでした。風邪薬には鎮静作用のある成分も入っているので不思議と気分は落ち着いていましたが、喉の痛みや鼻水がつらかったし、リボトリールを飲んでいないために、大晦日から三日間くらいはほとんど眠れませんでした。正月休みが明けるころにようやく風邪は治りましたが、このころから離脱症状がさらにひどくなっていきました。

Ｔ医師は、リボトリールの半減期[12]は四八時間ほどなので離脱症状はせいぜい数日しか続かないと言っていましたが、『ベンゾジアゼピン――それはどのように作用し、離脱するにはどうすればよいか（http://www.benzo.org.uk/amisc/japan.pdf）』〈通称アシュトンマニュアル〉（第４章２参照）によると、離脱症状は数週間から数か月、遅延性のものだと数年も続くと書かれています。その一方で、離脱症状の多くは薬を飲むようになった原因と同じような症状が現れます。また、薬を長期間服用したことによる副作用である場合もありえます。

それから数日後、観たい映画があったので渋谷まで行ったのですが、映画を観ている途中で気分が悪くなりました。途中で帰ろうかとも思ったのですが、とても興味をそそる内容だったので

（12）体内に蓄積した薬物の量が半分になるのに要する時間。

コラム2

耐性離脱（常用量離脱）

ベンゾジアゼピンには、長期間服用することによって耐性が形成されるという問題があります。耐性が形成されるというのは、薬が効かなくなるということです。普通、医師はそれを補うために多剤大量処方へと走ります。つまり、効かなくなった分を量を増やすことでカバーするのです。しかし、これは悪循環でしかありません。私の場合は、最初から薬への抵抗感があったため、それを拒否して少剤小量服用を続けていたのです。

季節や体調によって夕方になると調子が悪くなるのは、薬が体内に残っていても、この耐性のために耐性離脱や常用量離脱という離脱症状を起こしてしまうからです。つまり、断薬を毎日毎日繰り返しているようなものなのです。日韓ワールドカップの年に家族と幕張に行き、夕方に薬が切れて苦しんだのも、この耐性離脱によるものだったのです。

なんとか我慢をして最後まで観ました。それ以後、近くへ買い物に行ったり、夕方に散歩をしていても、なんだか頭がクラクラし、足下がふらつく感じを覚えるようになっていきました。また、夕食の時間に食事が喉を通らないということもありました。気が付くと、薬を完全にやめてから一か月以上が経っていました。

一月三一日のことでした。一人でこたつに入っていると、自分がなんのために生きているのか分からなくなってきました。「死にたい」という感情とは少し違いますが、心がこれほど真っ暗で絶望的になったことはありません。「ああ、うつとはこういう状態をいうのだな」と、そのとき初めて思いました。明らかに、異常な精神状態でした。

そう気付いたとき、「もうこれ以上耐えられない」と思いました。四か月以上がんばってきたわけですが、いつ終わるともしれない断薬との闘いをこれ以上続けようという気持ちがなくなってしまいました。こんなにも苦しい思いをするくらいなら、元の状態に戻りたいと切実に考えるようになったわけです。覚せい剤などの麻薬中毒者が薬をやめられないのも、もしかしたらこういう気持ちなのかもしれません。

翌日、練馬のクリニックに電話をして、なんとかその日の夕方に診てもらうことにしました。しかし、このような状態になると、電車に三〇分近く乗って行くことも苦痛でした。やっとのことで練馬駅にたどり着きましたが、時間をとる患者がいたので、予定の時間を過ぎてもなかなか順番が回ってきませんでした。完全にパニック状態となり、いてもたってもいられませんでした。

「先生、もう完全にギブアップです」

ようやく名前を呼ばれて診察室に入るやいなや、そう告白しました。「せっかくここまできたのに……」と、T医師はさも残念そうに言いましたが、患者が両手を挙げている以上、医師がそれを止めることはできません。それでもなんとか思いとどまらせようとしてなのか、ホワイトボードを使って以前もしたことのある血糖値と自律神経の関係を説明してくれたのですが、私はまったくうわの空で、じっと聞いていることすらできず、足を組み替えたり机に肘をついたりとまったく落ち着きませんでした。まるでテレビドラマで見るような、覚せい剤中毒患者のシャブが切れたときの状態とそっくりだったのです。実は、こういう状態は「アカシジア」という離脱症状の一種なのです。

結局、T医師は、セルトラリンというSSRI系の抗うつ剤25ミリグラムを一日一錠、レキソタンというベンゾジアゼピン系の抗不安薬2ミリグラムを頓服として、それぞれ四日分処方してくれました。セルトラリンにしたのはルボックスより副作用が少ないからで、レキソタンにしたのは半減期がリボトリールより短くて依存性を弱めるため、ということでした。

調剤薬局で薬をもらうと、すぐに駅前のマクドナルドに駆け込んで薬を飲みました。そして、三〇分ほどｉＰａｄで音楽を聴きながら本を読んでいると気分が落ち着いてきました。帰りの電車は、ラッシュだったにもかかわらず来たときのつらさが嘘のように爽快な気分でした。四か月あまりにわたった減薬・断薬との闘いは、こうして終わりを告げました。

訳もなくこみ上げる怒り

次回の受診日は、もともと予約をしていた二月五日でした。それまでの四日間は、薬を飲んだすぐあとは調子がいいのですが、翌朝なるとあまり目覚めがよくなく、昼ごろにはもう気分がすぐれなくなっていました。調べてみると、レキソタンは半減期が短いというだけでなく、２ミリグラムはリボトリール0.5ミリグラムの半量にしか相当しないことが分かりました。

五日の受診のときにその状態を話すと、T医師はレキソタン２ミリグラムを朝晩一錠ずつ、そしてルボックス25ミリグラムを晩に二錠という処方に変更しました。これでだいぶ状態は落ち着いたのですが、もちろん安定はしていません。夕食中に食事が喉を通らなくなり、薬を飲んで落ち着いたあとに食事の続きをするということもありました。

一〇日間ほどその処方を続けたある夜、食事中にちょっとしたことがきっかけで子どもと感情的な言葉のやり取りをしてしまいました。普段だったら、「もういいよ。ご飯がまずくなるからやめよう」というくらいで収まるようなことでしたが、このときは、訳もなく怒りがふつふつとこみ上げてきたのです。このまま感情にまかせて爆発してしまったら、自分がどうなるのか分からないような感じでした。もちろん、子どもに何かをしてしまうかもしれないという思いもありましたが、それ以上に、自分自身がどうなってしまうのか……とても不安だったのです。

残りのご飯をかき込み、慌てて薬を飲んで二階の自室に引きこもり、ソファに腰掛けてあたり障りのない本を一時間ほど読んでいるとようやく気分が落ち着いてきました。こんなことは初めてでした。考えるに、ルボックスを二錠にしたせいとしか思えません。これ以上、今の処方を続けるのは危険な気がしました。

翌日、またクリニックに電話をして急きょ診てもらうことにしました。前夜のことを話し、今後の処方は、減薬をはじめる前の状態に戻してくれるように頼みました。それで、ルボックス25

コラム3

断薬に欠かせないサポーター

減薬・断薬に挑戦するには、家族をはじめとして周りの人々の協力が不可欠です。私の場合は、翻訳業（自由業）ということで自宅が職場であったので、依存状態でつらかったときも、減薬・断薬に挑戦したときも、仕事に支障はありませんでした。しかし、会社員の場合はそうはいきません。

仮に、恵まれた職場環境があって、１年くらい休職できるというのでしたら、思い切って休職して、減薬・断薬に挑戦するのもいいと思います。そうすれば、失敗できないという意味でのよいプレッシャーとなって、最後まで断薬を貫くことができるかもしれません。しかし、今のご時世、そんな恵まれた環境にある人はごく稀でしょうから、ほとんどの人は、我慢できないくらいつらいときだけ仕事を休むことになると思います。また、非正規雇用者だったら、度重なる欠勤は即「クビ」に結び付くでしょう。そのとき、仕事をとるか「断薬への道」をとるかと迫られることになります。そこまで覚悟を決めないと、断薬に挑戦するのは難しいでしょう。

以上のことは、断薬を決断するまで、普通の社会生活をなんとか送れているという前提があってのことです。服薬をはじめた時点ですでに仕事を辞めている人も少なくないでしょう。また、多くの場合、多剤大量処方によって症状が悪化して、仕事を続けられなくなっているかもしれません。主婦の場合は、離脱症状のせいで家事をこなすのもつらいかもしれません。

そんなとき、家族の理解が欠かせません。理解がなく、「怠けている」などと思われたり、非難されるようでは、それ以上断薬との闘いを続けるのは無理でしょう。私の場合も、「大丈夫、がんばろう」と励ましてくれる人がそばにいたら、もう少しがんばることができたかもしれません。

ミリグラム、リボトリール0.5ミリグラムを毎晩一錠、頓服としてドグマチール50ミリグラムの処方に戻りました。二月一五日のことです。寒い日が続いていたのですぐにコンディションは戻りませんでしたが、それ以来、頓服のドグマチールは飲まずに、今日までルボックスとリボトリールで毎日過ごしています。

どうして断薬に失敗したのか？

断薬に失敗した理由はいくつか考えられます。まず言えるのは、減薬の期間が短すぎたのではないかということです。最初にルボックスを減らしはじめてからリボトリールを完全にやめるまで一二週、つまり三か月しかかかっていません。後述する「アシュトンマニュアル」によると、ベンゾジアゼピン一種類だけで数か月から一年ほどかけて断薬しています。私の場合、さらにＳＳＲＩの減薬があるわけですから、量が少なかったとはいえ、一二年という服薬期間を考えればやはり急ぎすぎたと思います。

また、「アシュトンマニュアル」にもあるように、自分自身が離脱のスケジュール管理をし、自分で作成した減薬スケジュールを医師にわたすくらいの主体性が必要でした。そのためには、減薬・断薬に取り組む前にもっと情報を収集し、勉強をしておくべきでした。とくに、日本でこの分野の専門医がほとんどいないことを考えればなおさらです。

第二に考えられることは季節的なことです。私が練馬のクリニックを訪れた九月下旬は、減薬をはじめるにはもっともよい時期だったと思っています。繰り返し述べたように、体調が安定する季節だからです。しかし、その年の冬は一二月から異常に寒い日が続き、異常低温という傾向が冬の間じゅう続きました。おそらくこの年の寒さでは、服薬していてもコンディションを崩していたと思います。このようなことへの対策や心構えがなかったことも、私が失敗した要因として考えられます。

第三は、生活環境が変わったことによる精神状態の変化です。この時期、生活環境に大きな変化がありました。まず、久しく同居を続けてきた元妻が家を出て生活をするようになりました。そのうえ、子どもが大学の寮に入ることが決まり、四月から独り暮らしになるという状況になったのです。家族で住むことを前提に、とりわけ子どもの通学のことを考えて借りた家だったのですが、一人で暮らすには広すぎました。

私は、子どもが独立して社会に出たら、気候が温暖な地方に行って暮らそうと漠然と考えていました。ですから、子どもが寮に入って日常生活の面倒をみる必要がなくなったこのときこそ、その計画を実行に移すべきでした。しかし、このころの精神状態では、とてもそのように前向きな考えには至りませんでした。見知らぬ土地へ行き、一人で暮らしていくだけの自信がなかったのです。

最後の要因は、政治信条というか人生観にかかわる問題です。すでに述べたように、福島の原発事故以来、日本から原発をなくさなければならないという強い危機感をもって脱原発の運動にかかわってきました。放射能に対する感受性、このままでは日本が滅びるかもしれないという危機意識は誰にも劣らないものだと自負するくらいです。

しかし、政治的に脱原発の方向性を打ち出していける最大にして最後のチャンスであった二〇一二年一二月の衆議院選挙の結果は、見事に私の期待を裏切るものでした。これで日本は終わりだという絶望感にうちひしがれ、ほとんどうつ状態に陥ってしまいました。しかも、運の悪いことに、選挙の日がちょうど完全に薬を断つ数日前でした。

岡山での新生活

断薬に失敗したあと、引っ越しの必要性に迫られたこともあり、なんとか気持ちを前向きに立て直して西日本方面への移住を決意しました。そして、夏は涼しくて冬暖かい気候温暖な土地を探した結果、居住先を岡山市に決めました。

薬をもらうために岡山でも精神科か心療内科に通わなければいけないので、引っ越す前にネットで病院探しもしました。少しでもまともなクリニックに通いたいと思って探したところ、岡山駅の近くに精神療法中心の治療を行っているクリニックを見つけたので予約を入れました。引っ

コラム4

自立支援医療制度

現在、精神科や心療内科に通っている人、また本書を読んで断薬をしようと思っている人も、利用するとよいのが「自立支援医療制度」です。私自身も、つい最近まで制度の趣旨をよく理解せずに利用していませんでした。しかし、医師によって薬をやめることのできない依存症になった被害者なら、この制度を利用せず、治療費を払い続けることほどばからしいことはありません。私は、この制度を利用するようになって、毎月の医療費負担がずいぶん軽減されました。

この制度は、精神疾患をもち、継続的に精神医療（通院医療）を受けている人が、公費によって医療費の補助が受けられる制度です。自立支援医療制度を申請することによって、医療費の自己負担が１割になります。また、病状、世帯の所得状況によって、月々の負担上限額が設定されています。

手続きは、自分か家族が行う必要があります。また、申請してから受理されるまでに１か月ほどかかります。申請が受理されると、「自立支援医療受給者証」と「月額上限管理票」が発行されます。それを持って受診します。申請は、市区役所・町村役場の障害者支援担当窓口で行います。その際、以下のものが必要となります。

①クリニック・薬局の住所・名前が書いてあるもの（診察券、おくすり手帳など）、②診断書、③健康保険証（国民健康保険の場合、利用者と同じ国民健康保険に加入している世帯全員の保険証。社会保険の場合、受診者が被保険者であればその人の保険証のみ、被保険者の扶養者の場合、受診者と被保険者の保険証）、④市民税課税証明書等所得を証明するもの、⑤印鑑。

「受給者証」が発行されたら、クリニックを受診する時と薬局で処方せんを提出する時に必ずそれを提出します。

越してすぐの初診日、断薬に失敗したことも含めてこれまでの経緯をすべて話し、再び断薬に挑戦するかどうかは保留として、とりあえずは体調を元に戻したいと告げました。

岡山に引っ越してからも、体調はなかなか元に戻りませんでした。最初のころは、スーパーなどへ行って広場恐怖症(13)に陥ることもありましたし、調子が悪いときは息苦しさを感じたり、食事が喉を通りにくいということもありました。そうこうしているうちに、苦手な夏がやって来ました。とくに、この年の夏は異常なほどの猛暑で、二か月ほどにわたって連日三五度以上の猛暑日となり、二五度以上の熱帯夜が続きました。比較的涼しい早朝に一時間半ほど歩き、日中は用事がないかぎり部屋にこもって、この年の夏をなんとかやり過ごしました。

そして、九月も終わり秋風が立つころになって、ようやく体調が一年前の減薬開始前の状態に戻りました。この一年間はいったいなんだったのかと考えると、むなしくなります。

読者のみなさんは、私のように、こんなことで一度しかない人生を台なしにしないでください。うつやパニック障害、強迫性障害などの心の病は、それを生んだ原因を突き詰めて改善する努力をすればいつか自然と消えていきますが、ひとたび向精神薬依存症になったら、そこから脱するのは容易なことではないのです。

(13)　街路や広場などの人混みにいると恐怖を感じる神経症状。パニック障害を伴うことがある。

第2章

向精神薬被害者

――それぞれの断薬との闘い

ここからは、私がツイッター（twitter）やフェイスブック（facebook）を通して知り合った向精神薬被害者の人たちに聞き取り調査を行った結果をご紹介します。みなさん、私よりもつらい服薬や断薬の経験をされていました。

ケース1

安易に受診し症状悪化、一気に断薬
——下村美佳さん（仮名・主婦・アルバイト・三三歳）

養護教諭からクリニック紹介

東京都に住む下村美佳さんは、職場での人間関係がうまくいかず調子を崩していました。そこで彼女は高校時代の養護教諭に相談に行ったのですが、その教諭から精神科の受診をすすめられました。

一九九八年、下村さんは初めて精神科の門をくぐりました。そこは養護教諭に紹介されたクリニックで、医師は児童精神科医でした。下村さんはそこで、うつ病と人格障害と診断されました。五～六種類の薬を処方されたのですが、薬が合わなかったのか、吐き気や頭痛がするなど体調を崩したほか、昼間も眠い状態が続いたため、薬を飲んだり飲まなかったりという状態になりました。この間も仕事は続けていましたが、派遣社員で、朝早くから夜遅くまでのとてもつらい仕事だったため、うつ状態がひどくなって朝起きることもできなくなりました。

二〇〇〇年になって、今まで飲んでいた薬に代えて、まだ日本で認可されたばかりだった抗うつ薬のSSRIが処方されました。しかし、それが合わずに頭痛がしたので三日くらいでやめたところ、急に自殺願望を抱くようになりました。そして、下村さんは持っていた向精神薬を大量服用して、救急車で病院の集中治療室へ運ばれるという事件を起こしてしまいました。

幸い命に別状はありませんでしたが、それ以来、通っていたクリニックで「薬を出せない」と言われ、別のクリニックに移りました。次のクリニックではうつ病と境界性人格障害(1)と診断され、デパス（ベンゾジアゼピン系に近い抗不安薬）、リスパダール（非定型抗精神病薬）、レンドルミン（ベンゾジアゼピン系に近い睡眠薬）など四～五種類の薬を処方されました。デパスは、非常に強い力価(2)をもつ短時間作用型の安定剤です。これを飲むとすぐに効いたため、下村さんはこの薬が自分に合っていると錯覚してしまったと言います。

その後も同じクリニックに通い続け、いつの間にか一〇年くらいが経っていました。この間も、

(1)　境界性パーソナリティ障害とも言う。感情・思考の制御不全、衝動的な自己破壊行為などを特徴とする障害。
(2)　薬効を発揮するのに必要な薬の量。たとえば、5ミリグラムの薬Aが10ミリグラムの薬Bと同じくらい薬効があれば、AはBの二倍の力価があるという。

ひどい不安や死にたいという気持ちを抱いたり、実際にリストカットしたこともありましたが、そのことを医師に話してもなんら対処してくれませんでした。その後、クリニックに通っていた二四歳のころに家を出て、現在の旦那さんと同棲してまもなく結婚をしています。

独断でデパスを一気に断つ

二〇一二年七月ころ、内海聡医師が書いた『精神科は今日も、やりたい放題』を読み、精神医療への疑問を抱くようになりました。ある日、医師になぜ治らないのかと聞いたところ、医師は「分からない」と答えるだけでした。それで下村さんは医師に不信感を抱くようになり、薬をやめたいと思いはじめました。

彼女は、自分の判断で当時飲んでいたハルシオン（ベンゾジアゼピン系睡眠薬）をやめたので、一日二～四錠服用していたデパスだけが残りました。医師に「薬をやめたい」と言うと、デパスの代わりにワイパックス（ベンゾジアゼピン系抗不安薬）が処方されましたが、彼女はそれも飲みませんでした。

薬をやめると体調が悪くなるため、仕事ができなくなります。それでも夫に薬をやめる決意を伝えて薬を預け、緊急事態以外は「絶対にわたさないでくれ」と頼みました。そうして下村さんは、デパスを一気にやめました。「この時期、経済的かつ精神的に支えてくれた夫の協力がなければ断薬に成功できなかっただろう」と、彼女は言います。サポートしてくれる医師を見つけて徐々にやめようとした私からすれば、ずいぶん大胆な行動だったと思います。

しかし、やめたとたんに体のバランス感覚が崩れて、発熱、頭痛、震え、不眠、耳鳴り、そして天井に黒い点が見えるといった幻覚が現れたり、音が異様に大きく聞こえたり、眩しいという感覚異常や不安などといった症状が一気に出たと言います。そして、一睡もできない日が二週間ほど続いたということです。

その間は家でずっと横になっていましたが、二週間くらいすると、それまでずっと重かった後頭部がスーッと楽になっていったと言います。それからは、無理やり外出をしたり、ネットで調べ物ができるようにまでなったので、断薬関係のブログを読んだりして自らを鼓舞しました。

少しずつ回復してきたころに、銭湯に行ってリハビリをはじめています。サウナに入って汗を流すのです。それから、水や食事に気を付け、ビオチンサプリ(3)を飲んだりもしました。夏だったので、山登りをして汗をかいたり、薬に関するブログも書きはじめています。不安や自殺願望などがフラッシュバックすることもあったようですが、下村さんは無理をしながらもアルバイトをはじめることにしました。そして、断薬して一年～一年半で完全に回復しました。

---

(3)　ビタミンB群に分類される水溶性ビタミンの一種で、ビタミンHとも呼ばれる。

一年一〇か月が経った今は、健康そのものだと下村さんは胸を張ります。実際、私が見ても、過去に救急車で集中治療室に運ばれたり、一二年も薬漬けの生活を送ってきたとは思えないほど明るく快活な女性です。一人で断薬に挑戦して成功した下村さんにその秘訣を尋ねると、「とにかく、自分の意志で、自分で調べて、自分で実行すること」と、きっぱり言い切りました。最後に「今、一番言いたいことは？」と尋ねると、「心のバランスを崩したら、まず友達に相談するなりして、安易に医療に頼るなと言いたいです」という答えが返ってきました。

ケース2 妊娠を契機に断薬

——松本凛さん（仮名・主婦・三五歳）

仕事がきつくてうつに

都内の会社に勤めていた松本凛さんは、二〇〇七年ころに仕事上での過労が理由で、だるくて仕方ないなどといった体の不調を感じるようになりました。また、過呼吸症候群[4]に襲われることもあったので内科を受診したところ、自律神経失調症と診断されてデパス（抗不安薬）を処方されました。しかし、症状はいっこうに改善せず、夜眠れないことも多くなったために睡眠薬も処方されるようになりました。

しかし、それでもよくならなかったため、松本さんは内科で紹介状を書いてもらって、会社の近くにある心療内科へ行くことにしました。優しい感じを漂わせている医師は話をよく聞いてくれました。実際、初診の際三〇分くらいの時間をとってくれたのですが、「緊張があるようだ」と言われ、安定剤だと思われる注射をいきなり打たれたことに驚いたとも言っています。

心療内科ではうつ病と診断されたのですが、最初の処方は内科で受けていたものと同じでした。ちなみに、松本さんの勤めていた会社は仕事がとてもハードで、うつ症状で病院へ通っている人がほかにも何人かいたようです。

ここの治療内容は、ご多分にもれずと言ったところで、徐々に薬の数が増えていきました。抗うつ薬、安定剤、睡眠薬と合計五種類くらいの薬が出るようになったと言います。そして、これもお定まりのことですが、松本さんの症状はよくなるどころか悪化する一方となり、半年ぐらい経つと普通に仕事を続けることも難しくなり、半日出社が続くようになりました。

「そのころのことだった」と言いますが、クリニックの待合室で待っていると、診察室からものすごい声で怒鳴る医師の声が聞こえてきたと言います。たぶん、薬をやめたいと言う患者に対しての怒鳴り声だったのでしょう。いつもは優しい医師なので、びっくりしたと言っています。

(4)　精神的な不安によって過呼吸になり、手足の痺れや動悸、めまいなどが引き起こされる症状。

つわりか離脱症状か、ひどい吐き気に苦しむ

そんな松本さんも、薬をやめざるをえないときが訪れました。そのクリニックへ通いはじめて一年ほど経ったころ、妊娠していることが分かったのです。医師に相談したところ、「胎児に影響がない薬を処方する」と言って別の薬が出されました。もう数年前のことなので、ほかの薬も含めて処方されていた薬の名前は覚えていないと言いますが、後日ネットで見たところ、その薬は胎児に影響があるということが書かれていました。

巻末に例示（二一九ページ参照）した薬の添付文書情報でも分かるように、安全な向精神薬などありません。とくに妊娠・出産について「投与しないことが望ましい」とか、「治療上の有益性が危険性を上回ると判断される場合にのみ投与すること」などと書かれています。

妊婦が生まれてくる子どもの健康を第一に考えて行動するのは、人間としてというより、動物的な本能に基づくごく自然な母性でしょう。私の元妻も、妊娠が分かるとそれまでやめることのできなかったお酒やタバコを一切断ち、風邪を引いても風邪薬を飲みませんでした。

次の診察時、松本さんが医師に「薬をやめたい」と言ったところ、案の定すごく怖い顔をされたと言います。仕方なくそのクリニックに行くのをやめた松本さんは、自らの判断で薬を飲むことをやめました。すると、一気にやめたからなのか、それともつわりなのか、ひどい吐き気や眠気に襲われ、抑うつ状態に陥りました。

とても仕事ができる状態ではなかったので、退職することになりました。生まれてくる子どものためとはいえ、離脱症状は地獄のような苦しみだったと言います。それでも、出産の一か月前くらいにはだいぶ落ち着き、無事に元気な女の子を出産しています。

出産した産婦人科で、「産後は気分が落ち込みやすいので、大きい病院の心療内科へ行くように」とすすめられましたが、断薬のために味わった苦しみを思うと松本さんはとても行く気にはなれませんでした。そして、産婦人科で心配されたようなこともなく、出産後は落ち着いた状態が続いたと言います。

その二年後、彼女は二人目の子どもを出産しています。このときはほとんどつわりもなく、とても楽だったと言います。一般的に初産ではつわりなどでつらい思いをしますが、二人目の妊娠・出産は楽だと言われています。最初のときのひどい吐き気が、つわりによるものだったのか、薬の離脱症状によるものだったのか、あるいはその相乗作用だったのかは私にも分かりません。

いずれにしろ、妊娠・出産のおかげで服薬後一年ほどで薬をやめられた松本さんは、ラッキーだったと言うほかないでしょう。本人も、「妊娠しなかったらやめられなかっただろう。そう思うと恐ろしくなる」と言っていました。そして最後に、次のような言葉を付け加えてくれました。

「それにしても、こんなに危険な薬を、『子どもに影響がない』と言って続けさせようとした医師は、とても無責任だと思います」

ケース3

詐病《さびょう》を見抜けず薬を出す医師

――堤久男さん（仮名・無職・三六歳）

友達に誘われて向精神薬を飲む

兵庫県に住む堤久男さんの場合は、服薬のきっかけがほかの人たちと少し異なります。会社勤めをしていた堤さんですが、薬を飲みはじめたころはパチンコで生計を立てるようになっていました。ある事情から親の借金を背負うことになり、会社を辞めざるを得なかったと言います。ちょうどそのとき、心療内科に通っている友人から、いい気持ちになると言われてセロクエル（非定型抗精神病薬）という薬をもらって飲みはじめました。今から七年半前のことです。

それを飲むと確かにいい気持ちになり、悩みも吹き飛ぶという感じがしたので、堤さんはすっかり病みつきになってしまいました。しかし、薬が切れると途端に体調が悪くなります。そのため、ある日心療内科へ行って「うつっぽい気がする」と言い、通院している友人からセロクエルという薬をもらって飲んだことがあるという話をすると、医師は疑うこともなくその薬を処方してくれました。

心療内科に通うようになった堤さんは、セロクエルの量が増えていっただけでなく、デパス（抗不安薬）、アモバン（非ベンゾジアゼピン系睡眠薬）、デパケン（気分安定薬）なども処方されるようになりました。堤さんはすっかり向精神薬依存症になってしまい、調子がいいのは薬を飲んだ瞬間だけで、すぐに不安やイライラ、性欲の高進などといった症状が現れはじめました。そのうえ、部屋を片づけられない、衝動的になるといった状態にまで陥ってしまったのです。そんな生活を変えようと、堤さんは今から三年前、通っていたクリニックの医師に相談してカウンセリングが受けられる心療内科に転院しました。

転院先で適応障害とうつ病という診断をされた堤さんは、カウンセリングで行動療法を受けることになったのですが、まったくの期待外れで、カウンセラーから「ちゃんと働け！」と一方的に自分の考えを押しつけられたと言います。それでも一年くらいは通い続け、その間に依存性の強いデパスを強引にやめさせられました。

その心療内科に不信感を抱くようになった堤さんは、薬をもらうためだけに最初のクリニックに戻りました。しかし、体調は悪くなるばかりで、そのうえ金銭感覚がなくなるといった認知機能にも変化が現れたため、堤さんは薬をやめることを考えはじめたのです。

認知障害などの後遺症が残る

薬をやめることになった直接のきっかけは、関西カウンセリングセンター(5)という所に週一回通い、第1章で紹介した内海聡医師や社会福祉法人コミュニティキャンパスの元理事長である小西勝之氏の話を聞くようになったからだと言います。

そして、二年前くらいから、三種類飲んでいた薬のうちデパケンとセロクエルを漸減していきました。最後に残ったアモバンも一気にやめようとしたのですが、ひどい離脱症状に苦しみ、断薬に失敗してしまいました。それによって、自分が依存症であることをはっきりと自覚したため、今度は薬を漸減していくことにしたのです。最初にデパケンとセロクエルの減薬をはじめてからアモバンを断薬するまでに一年ほどかかり、断薬に成功してから現在まで、さらに一年以上が経過しています。

独り暮らしをしていた堤さんは、断薬後、文字どおり身動きのできない状態になって経済的にも困窮し、生活保護の申請をして受給することになりました。現在はかなり落ち着いていますが、計算ができないとか物忘れをするといった認知障害の後遺症があります。今は無添加食材を摂るように気を付けながら一日二食の生活を送り、服薬中に三〇キロも増えた体重を減らすために努力をしています。

そして、そろそろ仕事を見つけようと考えはじめているとも言っています。友人の誘いではじめた薬とはいえ、「安易に処方して薬を増やしていく医師には、やはり腹立たしさを覚える」と堤さんは言っていました。

ケース 4

ＤＶ保護施設でＰＴＳＤと診断されて服薬
――山田明日香さん（仮名・主婦・二九歳）

ＰＴＳＤから統合失調症の診断へ

神奈川県の山田明日香さんが服薬したきっかけも特別なものでした。

山田さんは夫に暴力をふるわれていたＤＶ被害者で、警察に相談したところ自治体の保護施設を紹介されたので一時避難することになりました。そこの提携医にＰＴＳＤ（心的外傷後ストレス障害）と診断され、無理やり薬を飲まされたのです。避難者はみな医師の診断を受けており、多くの人に薬が処方されていました。また、入所者のほとんどは経済的に困難な状況に置かれているため、生活保護を受給しているとも言います。

一度は家に戻った山田さんですが、その間も通院を続け、薬を飲み続けました。しかし、体調がどんどん悪くなっていき、睡眠薬のせいで朝起きるのがつらくなり、子どもの保育園への送り迎えも困難になるなど、家事や育児がつらいといった状態になってしまいました。さらに、夫の暴力が収まらなかったため、彼女は子どもを連れて再び施設に入所することになりました。今か

(5)　一九六五年設立の財団法人。カウンセラーの育成、カウンセリンググルームの運営、啓発を中心に公益活動を行う。

ら六年ほど前のことです。

当初、ＰＴＳＤと診断されていた山田さんですが、服薬を続けるうちに統合失調症(6)という診断を受けました。そして、非定型抗精神病薬のリスパダールやジプレキサをはじめとして、ＳＳＲＩの抗うつ薬、ベンゾジアゼピンの抗不安薬、睡眠薬など、全部で一一種類の薬を飲まされました。

最初に入った施設は監視の厳しい所でしたが、山田さんはほどなくマンションのような施設に移され、そこに半年ほどいました。その間に子どもを一時保育ということで児童相談所へ預けたのですが、児童養護施設に入れられてしまいました。そのとき四歳だった子どもがもうすぐ一〇歳になるのですが、現在まで一度も会っていないと言います。

施設を逃げ出し、働きながら断薬

このような環境で自殺未遂を犯してしまった山田さんは、施設から「措置入院させる」と言われたのでそこを逃げ出し、自立するために働こうとしました。夜になると、施設には職員がいなくなるので、夜逃げをするようにそこを出たと言います。そして、薬をやめなければ子どもを返してもらえないと思い、山田さんはそのときから無理やり断薬を決意しました。なんの知識もないまま薬を減らしはじめたのですが、吐き気が続いていたため、最後に吐き気止めを残して徐々に減らしていきました。全部やめるまでには一年弱かかったと言います。

そのころに今の旦那さんと出会ったのですが、彼がとても理解のある人で助けられたと言います。当時、拒食症で食べられない状態になっており、体重が三八キロくらいまでに減っていたにもかかわらず、意地になって働きました。今では、「つらかったかどうかさえ記憶にありません」、「もう一度同じことをしろと言われても、とてもできない」と山田さんは言います。

薬の後遺症で、今でも吐き気が止まらないので吐き気止めが手放せず、漢方薬も飲んでいるそうです。そのほかの後遺症としては、動悸や軽い手のしびれがあり、そのせいでよく食器を落としたりもすると言います。あまりにもいろいろなことがあったため、今はうつ的な傾向になるのは仕方がないと割り切って、努めて気にしないようにしています。また、この間に学校へ通って福祉の資格を取ったので、今はそれを活かして働く準備をしているところです。最後に、山田さんは次のように強調しました。

「薬は何も治さない。もっと違う方法があるんじゃないか。薬に頼らない精神医療のシステムを確立せよ、と強く言いたいです」

（6）かつて「精神分裂病」と呼ばれていた代表的な精神疾患。認知障害、幻覚・妄想などの症状を特徴とするが、明確な定義がない。

ケース 5

二〇錠を超える多剤大量処方の地獄から生還し、薬害被害を訴える夫婦
——吉岡竣介さん（仮名・精神保健福祉士・三一歳）
玲子さん（仮名・パートタイマー・二九歳）

心身の不調で受診してリタリン中毒になる

岡山県に住む吉岡竣介さんのケースは、今回私が話を聞いたなかでもっとも深刻なものであり、精神医療によって不可逆的なダメージを被った例と言えます。

今から九年前、当時、岡山県にある大学の三年生だった吉岡さんは、原因不明のひどい頭痛や肩こりに悩まされていました。もともと人付き合いが苦手だった吉岡さんは、このころ就職などのことで一人悩む日々を送っていました。症状がよくならないので、吉岡さんは最初、総合病院の内科と外科を受診しましたが、とくに問題はないということで脳神経外科へ回されました。しかし、検査の結果、そこでも異常はないと言われました。ところが、四年生になると痛みに耐えられなくなり、大学内にあるカウンセリングルームのような所へ行ったところ、ある心療内科を紹介されました。

受診した心療内科の医師に「焦らずにやっていきましょう」と言われ、ＳＳＲＩの抗うつ薬を二種類処方されました。それでも眠れない日々が続いたため、一か月後には睡眠薬も処方される

ようになりました。そこには半年ほど通いましたが、大学院に進学することになったので、岡山県から郷里の広島県へ引っ越しをしました。それを機会に、薬をいったんやめたと言います。

しかし、大学院での人間関係がうまくいかないことから体調が悪化し、四か月後、吉岡さんは再び精神科クリニックを受診することにしました。そこの医師は、患者の顔を見ずにパソコンの画面を見ながら話をするという人でした。

吉岡さんはそこで自律神経失調症と診断されて、リタリン（中枢神経刺激薬）をはじめとして、パキシル（SSRIの抗うつ薬）、ジェイゾロフト（SSRIの抗うつ薬）、マイスリー（非ベンゾジアゼピン系の睡眠薬）の四種類の薬を処方されました。そのなかでも、リタリンが決定的な悪影響を与えました。吉岡さんは完全にリタリン中毒になってしまい、眠れないにもかかわらずリタリンを欲するようになりました。最初は一日二錠だった量を、三錠、四錠と自分で勝手に量を増やしていったのです。そうすると、医師もなぜか黙って処方する薬の量を増やしてくれたと言います。

すっかりリタリン中毒になってしまった吉岡さんは、躁状態になってどんなことでもできるという全能感を抱く誇大妄想に陥ったり、パソコンの画面から小人が出てくるといった幻覚にも襲われるなど、次第に症状が深刻化していきました。そんな躁状態が一～二か月も続き、眠れないこともあって体が限界に達してしまいました。

当時の報道を記憶している方もいると思いますが、リタリンを処方された患者が吉岡さんのようにひどい依存症になり、薬の量が増えるということで大いに問題となって、うつ病の薬としてはその一年後の二〇〇七年に処方が禁止されています。

吉岡さんが「これは麻薬ではないか」とクでは一般的に出されている。心配なら医者に聞け」と言われました。医師も薬剤師も頼れないことを痛感した吉岡さんは、リタリンを一気にやめて医者にも行かなくなりました。

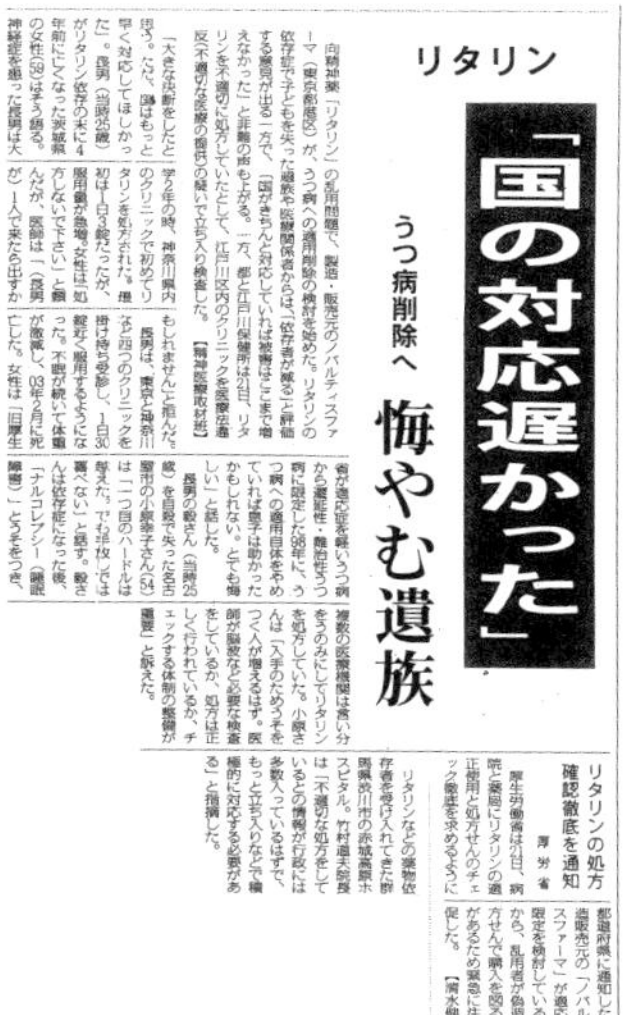

リタリン

「国の対応遅かった」

うつ病削除へ　悔やむ遺族

向精神薬「リタリン」の乱用問題で、製造・販売元のノバルティスファーマ（東京都港区）が、うつ病への適用削除の検討を始めた。リタリンの依存症で子どもを失った遺族や医療関係者からは「依存者が減る」と評価する意見が出る一方で、「国がきちんと対応していれば被害はここまで増えなかった」と非難の声も上がる。一方、都と江戸川保健所は21日、リタリンを不適切に処方していたとして、江戸川区内のクリニックを医療法違反（不適切な医療の提供）の疑いで立ち入り検査した。【精神医療取材班】

「大きな決断をしたと思う。ただ、国はもっと早く対応してほしかった」。長男（当時25歳）がリタリン依存の末に4年前に亡くなった茨城県の女性(59)はそう語る。神経症を患った長男は大学2年の時、神奈川県内のクリニックで初めてリタリンを処方された。最初は1日3錠だったが、服用量が急増。女性は「処方しないで下さい」と頼んだが、医師は「（長男が）1人で来たら出すかもしれません」と拒んだ。長男は、東京と神奈川など四つのクリニックを掛け持ち受診し、1日30錠近く服用するようになった。不眠が続いて体重が激減し、03年2月に死亡した。女性は「旧厚生省が適応症を軽いうつ病から遷延性・難治性うつ病に限定した98年に、うつ病への適用自体をやめていれば息子は助かったかもしれない。とても悔しい」と話した。

長男の毅さん（当時25歳）を自殺で失った名古屋市の小原幸子さん(54)は「一つ目のハードルは越えた。でも手放しでは喜べない」と話す。毅さんは依存症になった後、「ナルコレプシー（睡眠障害）」とうそをつき、複数の医療機関は言い分をうのみにしてリタリンを処方していた。小原さんは「入手のためうそをつく人が増えるはず。医師が脳波など必要な検査をしているか、処方は正しく行われているか、チェックする体制の整備が必要」と訴えた。

リタリンなどの薬物依存者を受け入れてきた群馬県渋川市の赤城高原ホスピタル。竹村道夫院長は「不適切な処方をしているとの情報が行政には多数入っているはずで、もっと立ち入りなどで積極的に対応する必要がある」と指摘した。

リタリンの処方　確認徹底を通知

厚労省

厚生労働省は21日、病院と薬局にリタリンの適正使用と処方せんのチェック徹底を求めるように都道府県に通知した。製造販売元の「ノバルティスファーマ」が適応症の限定を検討していることから、乱用者が偽造の処方せんで購入を図る恐れがあるため緊急に注意を促した。【清水健二】

〈毎日新聞〉（2007年9月22日付）

リタリンの離脱症状を統合失調症と疑った医師

激しい離脱症状に襲われた吉岡さんは、あまりの苦しさに飲まず食わずの状態で寝込み、憔悴しきった体重は六〇キロから四十数キロへと一気に落ちました。ひどい頭痛とうつのため、病院に行こうという元気もなかったと言います。そして、ほかの薬は飲まずに睡眠薬のマイスリーだけを飲んで一か月間ほど寝込みました。

その後、吉岡さんはせっかく進学した大学院も休学し（そのまま退学）、実家で休養することにしました。そんな吉岡さんを母親が心配し、病院に行ったほうがいいと言うので、最初に通った岡山のクリニックに相談して広島のクリニックを紹介してもらいました。

リタリンの離脱症状のせいか、吉岡さんは部屋に知らない女の人がいるといった幻覚を見たり、悪夢にうなされることがあったため、新たに訪れることになったクリニックでリタリンの被害を訴えました。しかし、医師は吉岡さんの話を素直に聞くことはなく、統合失調症を疑い、セレネース、ドグマチールなど四種類もの抗精神病薬を処方しました。このクリニックでは、薬の種類だけでなく量もどんどん増えていき、もっとも多いときには一日の投与量が二五錠を超えることもありました。ちなみに、リスパダールはデポ剤(7)も投与されました。

診察に行くと四時間待ち、五時間待ちが普通というこのクリニックでは、患者の顔色がみな悪いことに気が付きました。母親に「病院を変えたら？」と言われましたが、当時の吉岡さんは正常な判断能力を失っていました。

そのうち、アカシジア（四九ページ参照）が現れ、家のキッチンをぐるぐる歩き回ったり、友人に電話をかけまくったり、家の中でじっとしていられずに車を乗り回すようになりました。友

（7）　薬が徐々に放出され、作用が長期間持続する注射剤。

人の家へ行ったまま、一週間も二週間も自宅へ戻らないということもありました。このとき、友人に迷惑をかけているという意識はなかったそうです。

医師は病気の原因分析と称して、父親がアルコール使用障害で、家族関係に問題があるからだと母親に言い、「父親と吉岡さんを入院させろ」と医療保護入院を迫ったそうですが、母親はそれを拒否しています。

自殺未遂と医療保護入院、そして父の死

そのクリニックに一年半くらい通ったときのことでした。吉岡さんは自宅でサイレース（ベンゾジアゼピン系睡眠薬）を二〇錠くらい飲み、部屋に目張りをして練炭自殺を図りました。救急車で病院へ運ばれた吉岡さんは、先の医師に言われたとおり、そこで医療保護入院の手続きがとられ、保護室に入れられてしまいました。数日で解放病棟へ移されたのですが、そこは地元では悪名高い精神科病院でした。

医師に「早く病院から出してくれ」と頼んでも、自分のとった行動の意味が分かっていないから出せないと言われた吉岡さんは、退院してもちゃんと病院に通うことと、障害者として見守られながら過ごしていくことを誓約し、一か月後にようやく退院しました。驚いたことに、実家に帰ると父親がいませんでした。母親に聞くと、吉岡さんと同じ病院に医療保護入院していると言

います。例の医師に言いくるめられたのです。その父親も、お酒を飲まないと誓約してすぐに出てきましたが、その二年後に、薬とアルコール使用障害の果てに急性心筋梗塞で突然亡くなってしまいました。五五歳でした。

退院した吉岡さんは、病院へ行くのが嫌になりました。そこで、薬を飲まなければ病院へ行かなくてよいと考え、自己判断で減薬をはじめたところ、病気のせいと思っていた症状が消えていき、正常な感覚を取り戻したのです。

しかし、医師に薬を減らしたいと相談しても埒《らち》が明きません。そこで吉岡さんは、母親の友人に紹介されたクリニックへ通うことにしました。そこの医師は事なかれ主義の人で、患者の言いなりだったからです。そこへ通いながら、吉岡さんは自己判断で薬を減らしていきました。

その際に持参した前のクリニックの紹介状に、統合失調症とパーキンソン症候群(8)と書かれてあったのを盗み見したそうです。そこで吉岡さんは、抗精神病薬の代わりにベンゾジアゼピン系抗不安薬を飲むことにしました。新しいクリニックで、前に飲んでいたと偽って処方してもらったのです。そうして抗精神病薬を減らしていったものの、今度はベンゾジアゼピン依存になってしまいました。

（8）　抗精神病薬の主要な副作用。無動、筋固縮、震えなどがみられる。

交通事故を契機に奮起して、精神保健福祉士の資格を取る

それから一年ほどが経ったころのことです。ベンゾジアゼピン系薬剤は睡眠薬にも用いられていることからも分かるように眠気を催します。吉岡さんは、居眠り運転をして対向車線にはみ出し、前方から来た車と側面衝突するという事故を起こしてしまったのです。幸い、双方にたいした怪我はなく、相手方も警察もよく取り計らってくれたため、損害賠償金は保険でまかなえましたが、そのときに警官から言われた、「今回は運がよかったが、相手が強く出たら、薬のことで君を逮捕しなければならないところだった」という言葉が吉岡さんの胸に突き刺さりました。それゆえ、やはり薬をやめなければならないと強く思ったそうです。

その後、薬を減らしたことで体調がだいぶ回復してきたので、吉岡さんは就職したいと考えるようになりました。そこでハローワークへ行ったのですが、長いブランクの理由を聞かれたので正直に話したところ障害者窓口に回されました。吉岡さんは、薬のせいでこうなったのにと、とても悔しい思いをしたと言います。

いろいろ考えた吉岡さんは、助成金が出る障害者職業能力開発校で職業訓練を受けようと思い、試験を受けました。すると面接官から、「うちの学校はあなたにとっては退屈かもしれない。普通の訓練校を受けたほうがいい」と励まされたことで自信を取り戻したと言います。

そこで、自分が苦しんだ経験から福祉や医療に対する疑問を仕事に結び付けようと考え、精神

保健福祉士の専門学校へ一年間通って資格を取りました。その間も減薬を続け、ベンゾジアゼピンを減らすのがつらかったものの、資格を取るという目的があったので乗り越えることができたと言います。そして、抗精神病薬のセロクエルとドグマチール、それに抗パーキンソン薬を各一錠にまで減らすことに成功しています。

国家試験に受かり、就職先が決まった二月と三月で完全断薬を試みましたが、幻聴が嵐のように襲ってきて結局失敗しました。学校で、薬をやめると再発のリスクが高まると教わったこともあり、このときはいったん断薬を諦めたそうです。

職場で出会った患者と結婚

吉岡さんは三剤を飲みながら、岡山で地域の就労支援の仕事に就きました。職場では薬のことは隠していました。岡山で一年間働いたあと、広島に転職して就労支援の仕事をさらに二年間続けました。そのとき、「事業所に関係する医療法人の患者さんが就職したいと言っている」と上司に紹介されたのが、現在の奥さんである玲子さんでした。

彼女も向精神薬の被害者でした。しかも、話を聞いてみると、弟の同級生であるうえに後輩の友人だったということが分かり、不思議な縁を感じた二人はやがて個人的に付き合うようになりました。二人で、薬をやめて就職しようと励ましあいました。

ここで、玲子さんのことについても触れておきましょう。

竣介さんと同じ広島県出身の玲子さんは、地元の大学に進学したものの学生生活になじめず不眠や食欲不振に悩まされるようになり、心配した家族に心療内科へ連れていかれたのが事の発端でした。うつと診断された玲子さんは薬を処方されましたが、効果がなく、次第に薬の量が増えていきました。そして結局、進学した大学を二年生の途中で退学し、翌年、別の大学に入り直しています。そこでは友達もたくさんできて楽しい学生生活を送り、金融機関へ就職することができました。しかし、その間も薬はやめられず、服薬しながらの仕事はきつくて、一年も経たずに辞めてしまったということです。

その後、飲食関係のアルバイトをはじめますが、仕事ぶりが認められて正社員になったところ、責任感や上司との人間関係などでストレスが溜まり、三年ほどでそこも辞めています。その後もアルバイト生活を続けたのですが、長続きはしませんでした。また、ジプレキサという非定型抗精神病薬の副作用なのか、仕事の手順が覚えられない、昼間に眠気に襲われるというようなことが続いたと言います。

主治医に就労支援の相談をしたのはこんなときです。すでに薬に蝕まれた心身が限界を迎えていたのか、玲子さんはそのころから急速に症状が悪化し、体重が極端に増減したり、妄想や強迫性障害といった症状が出るようになっていました。

当時、玲子さんが飲んでいた薬は、前述のジプレキサとパキシルCR（SSRIの抗うつ薬、CRは徐放剤）、レキソタン（ベンゾジアゼピン系抗不安薬）、セロクエルなどでしたが、その薬を徐々に減らしていくことにしました。

同時期に玲子さんを一番苦しめた症状は、妄想を伴う強迫性障害でした。たとえば、竣介さんの祖母が入院している病院へお見舞いに行って帰ってきたあと、「病院で個人情報をなくした」という強迫観念にとらわれ、二人で病院へ戻って、「個人情報をなくした」かもしれないすべてのトイレをくまなく探し回ったことがありました。このようなエピソードは夫の竣介さんが話してくれたものですが、玲子さんは隣でそれを聞きながら、「思い出したくもない」と言って苦痛の表情を浮かべていました。

私は、今回登場してもらった人以外にも取材への協力を呼び掛けています。そのうちの何人かは、一度は「取材に応じる」と言いながらも躊躇し、結局インタビューには応じてくれませんでした。やはり、苦しい向精神薬被害や断薬との闘いは思い出すのも嫌なのでしょう。私自身、断薬失敗後に電子書籍として体験記を書いていたとき、息苦しさを覚えたことが何度もありました。

二人で断薬して新生活へ

ちょうど断薬でつらい症状が出ているときに内海聡医師の本を読んで、二人は断薬の意志を固めました。そして、結婚してから二か月くらいで竣介さんは仕事を辞め、そのあと半年くらいかけて二人とも完全に断薬することができたのです。竣介さんは、「二人だからできた」と言い、隣に座る玲子さんを見ながらお互い確認するように頷きあいました。

それから二人は岡山県の山間部にある古民家に引っ越して、療養生活に入りました。薬をやめてから一年が経ち、二人ともようやく元気を取り戻しています。玲子さんは、学童保育の仕事をはじめたところです。普段は四時間ほどの勤務ですが、二〇一四年の夏休みには八時間のフルタイムで働いたと言います。「医者は、二人が薬をやめてこうしていることをまったく知らないでしょう」と、竣介さんは言います。一方、竣介さんは、つい最近まで三か月間ほど宅配のアルバイトをしていましたが、薬の後遺症で注意力が落ち、新しいことが覚えられないなどの認知障害が残っているうえに向いている仕事でもなかったので、無理はしないことにしてそのアルバイトを辞めています。仕事については、次のように言っていました。

「組織に縛られない仕事がしたいです。自分の体験を活かし、かつソーシャルワーカーの資格も活かせる仕事ができればいいですね」

今、竣介さんは精神医療の薬害問題を考える会を立ち上げ、不定期ながらも勉強会を開いています。そうした活動を通して、一般の人にも向精神薬の薬害を広く訴えていきたいと考えているとのことです。

インタビューを終えて

社会的弱者が精神医療の犠牲となっている現実

偶然なのか、今回インタビューした断薬経験者は、全員が二〇代後半から三〇代半ばの若い人たちばかりでした。実際、精神科や心療内科の患者は、比較的若い年齢層、そして女性が多いというのが特徴です。それは、内科医院や総合病院へ行くとお年寄りが圧倒的に多いのとは対照的と言えます。

図1は、うつ病患者と双極性障害の患者数の男女別・年齢帯別人数を示したものです。男女比は四対六、四〇代以下の患者の割合は四六パーセント（男性五〇パーセント、女性四三パーセント）です。

そのほかにも、彼らにはいくつかの共通点がありました。まず、もともと主婦であった山田さんを除いて、薬を飲むようになる前は働いていたり、学校に通っていたりしたにもかかわらず、服薬後に症状が悪化して、服薬中もしくは断薬時に仕事や学校を辞めています。

そして多くの場合、クリニックを変えるたびに診断名が変わり、薬の量が増えていき、症状がますます悪化していきます。そのうえ、三人が服薬中に自殺未遂まで起こしています。服薬期間は一年から一二年とさまざまですが、みんな断薬には数か月から一年半かけて成功しています。ま

図1　うつ病および双極性障害の男女年齢別総患者数（2011年10月）

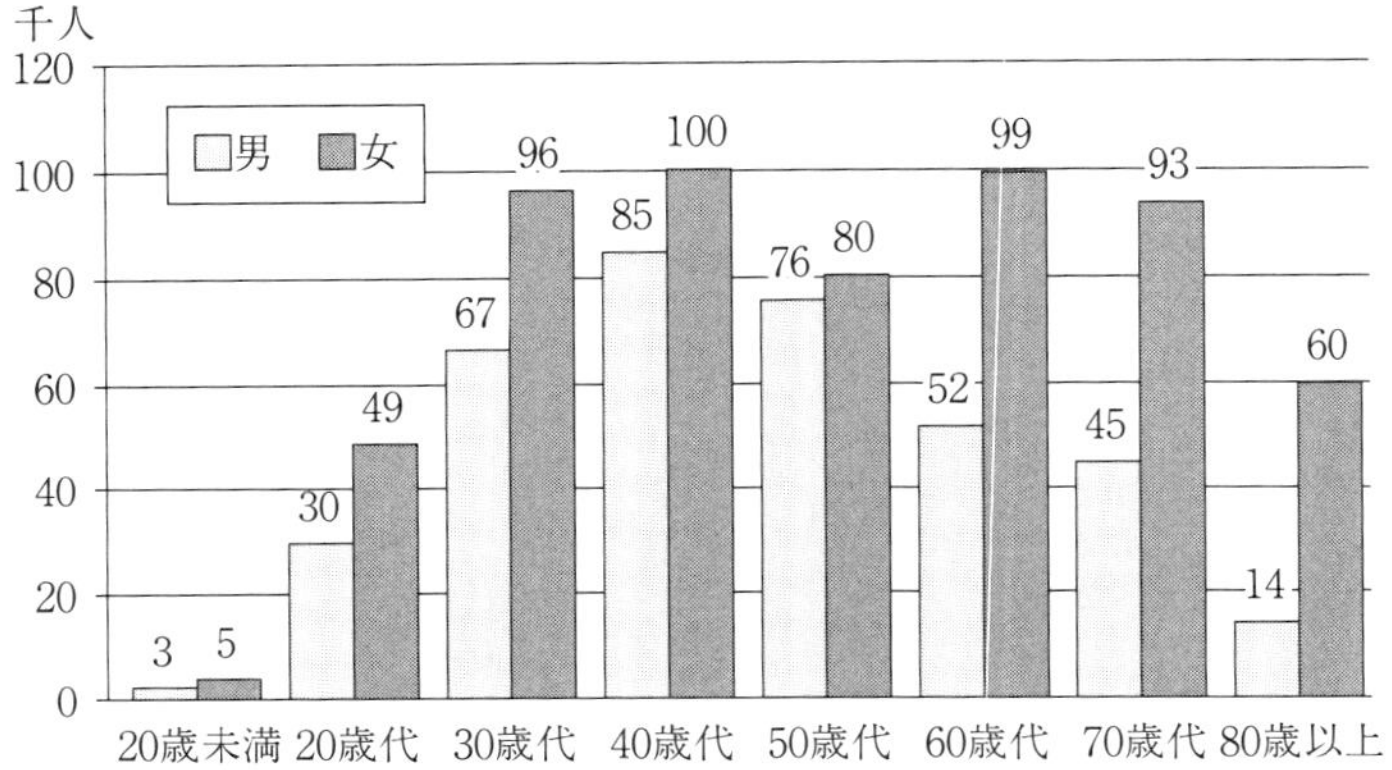

出典：厚生労働省「患者調査」より（東日本大震災の影響により、宮城県石巻医療圏、気仙沼医療圏、福島県を除いた数値）。

た、断薬してからまだ数か月から二年くらいの人が多いせいか、なんらかの後遺症が残っている人が多く、吉岡玲子さんを除いて主婦の人を含めると全員が無職でした。

一番驚くのは、全員が医師の指導のもとでなく、自分の判断で断薬をしたということです。「アシュトンマニュアル」（一八〇ページ参照）などには必ず医師の指導のもとに断薬するように書かれていますが、日本では、断薬するのに信頼できる精神科医や心療内科医を見つけるのが難しいという現実を反映していると言えます。唯一、律儀にアドバイスに従って漢方療法の心療内科医を見つけた私が、医師の経験不足もあって断薬に失敗したのですから皮肉な話です。

ここに登場した断薬経験者は、若いという以外にも、どちらかというと、いわゆる社会的弱者に属する人が多いのも特徴となっています。それは、服薬の過程で生活保護を受けるようになったといった経済的な側面だけでなく、親の飲酒や夫のＤＶなど家族に問題を抱えているとか、社会生活に生きづらさを感じて引きこもりがちであったという問題までを含めての話です。

精神療法は一部を除いていまだに保険が適用されていません。また、今の診療報酬体系ではお金にならないため、普通の開業医はカウンセリングには真剣に取り組もうとはしないし、患者のほうも高い治療費を払ってまでカウンセリングを受けるだけの余裕がありません。私の場合は、最初に行った心療内科のカウンセリングがいい加減で役に立たず、三年後に精神分析を受けようと転院しましたが、高額な治療費のために諦めざるを得ませんでした。日本の精神医療では、精神療法はあくまで薬物療法の添え物にすぎないのが現状のようです。

現在治療を受けている人のなかには、ここで書かれていることは極端な例にすぎないとか、あまりに一方的な記述だと思う人もいるかもしれません。「私は薬を飲むことで救われた」とか、「薬のおかげで症状が落ち着いて、なんとか社会生活を送っている」と言う人もいるかもしれません。でも、本当にそうなのでしょうか？

前述したように、私もクリニックに通うようになって二年目、三年目くらいまではそう思っていました。最初、うつは心の風邪的な軽い気持ちで受診したものの、なかなか改善しないことで疑問を抱いたのですが、「焦らずにゆっくりと治療してゆくことが大切です。そのため、通院が

コラム5

雅子妃の悲劇

体験談に登場してもらった人たちの対極に、もしかしたら雅子妃がいるのかもしれません。野田正彰医師は次のように述べています。

「公式行事に出席困難な雅子妃の精神状態は東宮職医師団によって適応障害と公表されている。適応障害は明確なストレスによるものであり、ストレス終結後、6ヵ月以上持続しないとされている。他方、認知行動療法は4ヵ月以内で終了する精神療法である。公人中の公人である皇太子妃が、8年を超えて認知行動療法の専門家である大野氏の治療を受けていることに不信感を持つ人は少なくない」(『うつに非ず』166〜167ページ)。

主治医の大野裕医師は、慶應義塾大学医学部を卒業し、現在、国立精神・神経医療研究センター認知行動療法センター所長を勤めるなど、日本に「認知行動療法」を紹介した医師として知られていますが、同時に薬物療法の熱心な崇拝者のようです。野田医師は、大野医師の「つらい症状をやわらげるために、まず抗うつ薬を試してみてください」という著書の記述を引用して、「日本的認知行動療法は薬物療法への地ならし」(前掲書、168ページ)と言っています。そして、彼が認知行動療法センター所長就任後の8か月間に、製薬会社から205万円の報酬を受け取っている事実を紹介しています(前掲書、170ページ)。

恐らく主治医をはじめとする雅子妃の医師団は、無茶な多剤大量処方は行わなかったでしょうし、さまざまな最新の精神療法も試みたことでしょう。しかし、日本の精神科医で、治らないのは薬のせいだと気付く者はほとんどおらず、断薬という方法を思いつくこともありません。

そういう意味で、雅子妃の悲劇は日本の、いや現代精神医療の犠牲の象徴と言えるかもしれません。

長期間におよぶ可能性もありますが、根気よく定期的に来院していただくことが大切です」などと言われれば、「ああ、そうなのか」と信じ込んでしまいました。

それゆえ、ある日薬を飲むのを忘れていたのに、気が付いたらじんましんが治っていたという経験のように、いつか薬を飲まなくてもよくなる日が来るのだろうかなどと考えていました。事実、最小限の服薬をしていた私は、それなりに症状も落ち着いていたので、そのうちによくなるだろうという希望がもてたのです。

また、統合失調症の場合は、今でも多くの医師が「発症したら一生治らない病気。寛解《かんかい》(9)することはあっても、一生薬を飲み続けなければならない病気」と決め付けて、患者をいわば洗脳していきます。そのように洗脳された患者にとっては、薬のせいで幻覚や妄想が収まって寛解状態が長く維持されれば、それは薬のおかげだと当然思ってしまうでしょう。でも、そうした考え方は本当に正しいのでしょうか？　次章以下で考えていきたいと思います。

(9)　病気の症状が軽減またはほぼ消失してコントロールされた状態。治癒とは異なる。

第3章

向精神薬の正体と被害の実態

1 薬で心の病は治るのか?

三・一一が提起した「科学万能主義」「科学崇拝」への疑問

言うまでもなく、私は医学の専門家ではありません。大学では哲学を専攻し、医学はおろか理系とはまったく縁遠い者ですし、精神医療と深い関係にある心理学についても、若いころに数冊の本を読んだ程度です。ですから、いくら私が精神医療の被害者であっても、精神医学の科学的な理論や医療の専門家・学者を相手に真正面から反論を試みるのは無謀な企てかもしれません。

しかし、思い起こしてください。二〇一一年三月一一日の東日本大震災によって発生した東京電力福島第一原子力発電所の放射能事故に関して、当時、原子力の専門家や学者がテレビや新聞を通して国民に、あるいは福島県民に直接、自信たっぷりに述べていた科学的な言辞の数々を。

彼らは、ベクレル、シーベルト、セシウム、ストロンチウムなど、当時大多数の国民が初めて耳にするような専門用語を用い、「安全です」「心配ありません」「恐れる必要はありません」「心配しすぎはかえってよくありません」「正しく恐れましょう」などと、世論を誘導していきました。そして、そうした彼らの自信満々の言説に疑問を抱いた一般市民たちが、いろいろな情報を収集したり、さまざまなことを勉強したのです。その結果、彼ら学者や専門家と称する者たちの、科学を装ったウソが次々と暴かれていき、彼らの権威は地に落ちていきました。

こうした過程をとおして、私たち一般市民はそれまでの自分たちの不勉強を恥じるとともに、科学や学問の名で語られる事柄の欺瞞性を見抜き、科学の中立性という問題に改めて疑問を抱くこととなったのです。そもそも、科学とはなんなのでしょうか？　それは、たかだか近代社会数百年の歴史のなかで、資本主義の発展とともに肥大化し、絶対化されてきた一種のイデオロギーにすぎないのではないでしょうか。少なくとも、科学を絶対視する「科学万能主義」や「科学崇拝」についてはそう言えるでしょう。

人類がチンパンジーと分かれる前から経験的に蓄積してきた医学的な知恵、たとえば下痢をしたらある種の葉っぱを食べる、ミネラルをとるために泥を舐める、怪我をしたら化膿しないように舐めて唾液を塗るなどといった行動は、類人猿のみならず多くのほ乳類に見られる普遍的な行動パターンです。その延長上に発達してきた東洋医学をはじめとした世界各地に存在する民間医療を、近代医学は科学主義の名のもとに、科学的な根拠のない迷信として否定してきました。

しかし、資本主義が終焉期を迎えた今、悪いところは切ってしまい、人工的に精製された化学薬物をひたすら投与するという西洋医学への疑問が提起されるようになりました。中国や韓国では東洋医学が西洋医学と同等の扱いを受けていますし、日本においても漢方薬が保険適用されるようになっています。

また、「万能、絶対」であるはずの科学も、歴史を遡れば数十年前に立証されて真理となった科学的常識が、一八〇度覆されることなどはざらにあります。たとえば、ニュートン（Isaac Newton・一六四三〜一七二七）の万有引力の法則はアインシュタイン（Albert Einstein・一八七九〜一九五五）の相対性理論によって文字どおり相対化され、そのアインシュタインが静的なものとした宇宙は、膨張しいずれ収縮するものとされたと思ったら、今は速度を上げて膨張を続けているとされています。要するに、科学の絶対性とはその程度のもので、科学的真理とは永遠不滅のものではなく、絶えず変わっていくものだと考えなければなりません。

ところが、二〇世紀の資本主義絶頂期に人類殺戮の兵器として登場し、それを世界中に拡散するために平和利用の名のもと原子力発電の普及に成功した国々は、当時、絶対的信用を得ていたこの科学万能主義、科学崇拝を悪用し、軍事と結合して、情報管理と情報隠蔽のもとに都合のよい情報だけを取り入れて放射能の安全神話をつくり上げました。

それは、広島・長崎での被爆者を見殺しにした米軍の情報収集活動からはじまりました。一九五〇〜一九六〇年代における狂気の核実験における動員人力や周辺住民へ与えた影響調査では、米ソ冷戦構造にもかかわらず、利害の一致した米ソとそのほかの核保有国が事実上共犯関係を結んで真実を隠蔽し続けたものだと私は思っています。

それは、スリーマイル島の原発事故、チェルノブイリ原発の事故においても同様でした。とくに、レベル7のチェルノブイリ原発の事故は、もし旧西ドイツなどの西側で起こっていたらもう少し情報公開が図られたでしょうが、不幸にも鉄のカーテンの向こう側で起こった事故であったために、核保有諸国は共謀して完全ともいえる情報遮断に成功しました。

電力会社・原発関連企業・経済産業省・御用学者からなる原子力ムラも、これに輪をかけた「原子力の安全神話」を科学の名のもとにつくり上げました。やれ、「原発は五重の壁で守られているから絶対安全」、「深刻な原発事故の確率は隕石に当たる確率ほど小さい」などです。しかし、こうした「神話」は三・一一によって無残にも崩壊しました。そもそも、科学が神話化されるとはどういうことでしょう。神話化された科学とは形容矛盾と言うべきでしょうし、むしろ宗教に近いものと言えるのではないでしょうか。

私にとって三・一一は、このようにそれまで自身が抱いてきた世界観や人生観を根底から揺り動かすものでした。そして、高度経済成長からバブル経済のお祭り騒ぎを経て、麻痺しきっていた私の感性を呼び覚ますものでした。

私に大きな影響を与えた二冊の本

三・一一からちょうど一年後、第1章でも触れたように、内海聡医師が著した『精神科は今日も、やりたい放題』という本に出合いました。そこに書かれていたのは、原子力ムラと同じ構造の、製薬会社・精神科医（病院）・厚生労働省などからなる「精神医療ムラ」とも呼ぶべき利権集団が、向精神薬という一見科学性を装った文字どおりの麻薬を用いて患者を支配し、やりたい放題に食い物にしているという実態でした。しかも、その犠牲者はほかならぬこの私自身でした。

信じられないほどのショッキングな事実を突きつけられても、それを真正面から受け止めることができたのは、三・一一という未曽有の経験が私にあったからです。

現在では、断薬経験者や向精神薬被害者のブログなど、インターネット上において向精神薬被害の実態をいくらでも知ることができます。しかし、その多くは『精神科は今日も、やりたい放題』以降に出現したものなのです。まさにこの本の出版は、私たち向精神薬被害者にとっては、日本国民にとっての三・一一＝フクシマと同じくらいか、それ以上の事件と言えるものでした。そして、『精神科は今日も、やりたい放題』が目から鱗の本であったとすれば、ロバート・ウィタカーが書いた『心の病の「流行」と精神科治療薬の真実』（福村出版、二〇一二年）は、もやもやした心の中の霧を晴らしてくれるような爽快な一冊でした。

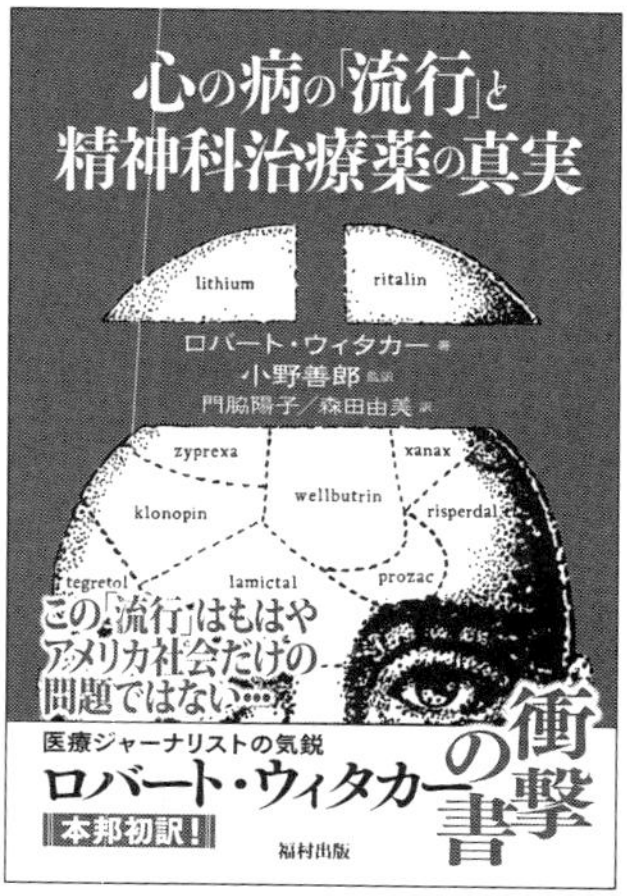

ロバート・ウィタカー（Robert Whitaker）は長年新聞記者を務めたあと、製薬関係の出版を手掛ける経営に携わる過程でアメリカの精神医療のあり方に疑問を抱くようになり、ジャーナリストらしく徹底的な資料収集活動を行って、第二次世界大戦後のアメリカの精神医療における薬物の歴史を整理し、アメリカのみならず世界の精神医療を支配している薬物療法のウソを暴いたのです。

日本における「精神障害者収容政策」と統合失調症

日本では一九五〇年に精神衛生法が制定され、精神科病院への隔離収容政策が行われるようになります。さらに、一九六〇年にアメリカのライシャワー駐日大使が統合失調症の少年に刺されるという事件が起きたことを契機に、一九六五年に精神衛生法が一部改正され、隔離収容政策が強化されました。一九六四年に東京オリンピックが開催されたことも、こうした政策に拍車をかけることになったものと思われます。

この間、つまり一九五五年から一九六五年の約一〇年間に、二〇万人ほどの精神障害者が精神科病院に収容されています。そして、一九七〇年ころに、この精神障害者狩りともいえる入院患者数の増加傾向は弱まりますが、以降今日まで、日本の人口当たりの精神科病床数、平均在院日数は世界で群を抜いたものとなっています。

こうしたなか、一九八三年には宇都宮病院事件[1]が起こり、精神科病院の抱える問題に脚光が浴びせられました。そのせいか、日本で精神医療の問題というと、いまだに入院患者の問題にのみ焦点が当てられるという傾向があります。たとえば、最近でも厚生労働省が精神科病院の不必要になった病床を有効活用するために改築し、そこを地域移行施設として提供しようとする「精神病棟転換型施設構想」を打ち出して議論を呼んでいます。もちろん、精神科病棟のことは大問題なのですが、どういうわけか日本のマスコミや進歩的知識人の関心はもっぱらそちらにばかり向いていて、向精神薬の問題に向かう気配が一向にありません。

アメリカでは第二次世界大戦後、世界に先駆けてもっとも早く精神障害者の病棟からの開放がはじまりました。また、一九七〇年代に先進的な精神科医らによって改革が進められたイタリアでは、二〇〇〇年に保健大臣が国内の精神科病院の完全閉鎖を宣言しました。しかし、こうした脱病棟化が定着している世界の精神医療においても、向精神薬大国アメリカはもちろんイタリアでさえ精神疾患患者への薬物療法が行われている実情は、日本と大差ありません。

ここで、私が中学二年生のときの話をしましょう。忘れられない思い出が一つあります。その年の六月ころのことだったと記憶していますが、担任の女性教師が、「実は明日からMさんという子がこのクラスに入ってきます。彼女は心の病にかかり今まで入院していたのですが、元気になったので登校することになりました。もしかしたら、ちょっと変なことを言ったりしたりすることがあるかもしれませんが、みなさん温かく見守ってくださいね」と言いました。

翌日、登校してきたＭさんは顔色もよく元気そうで、女子生徒らの輪に加わって楽しそうにしていました。ただ、ちょっとおかしいと思ったのは、休み時間や放課後に友達と話しているときに、いきなり大きな声で笑うことでした。

彼女と同じクラスになったのはこのときが初めてだったのですが、実は小学校が一緒でした。彼女には小学生時代から親しい友達がいました。その友達は重症の心臓弁膜症だったのですが、その子とＭさんが一緒にゆっくり歩きながら登校してくる姿を何度も目にしていました。その友達が、中学一年生のときに亡くなってしまったのです。そして、追い打ちをかけるように、その年の冬にはＭさんのクラスメートの男子生徒が自殺するという事件が起こりました。新聞報道によると、「成績が落ちたことを苦に」ということでしたが、真相は不明です。

とにかく、この二つの身近な死を前にしてＭさんが心を病むようになったことは間違いないと思います。ただでさえ多感な思春期です。心優しいＭさんが普通でいられるほうが不思議なのかもしれません。現在と違って、街にメンタルクリニックが何軒もある時代ではありませんでしたが、街外れには大きな精神科病院がありました。これは推測ですが、恐らくＭさんの異変を心配

（１）　栃木県宇都宮市にある精神科病院報徳会宇都宮病院で、看護職員らの暴行によって患者二名が死亡した事件。

した両親が彼女をその病院へ連れていき、その病院で「精神分裂病」（現・統合失調症）という診断を受けて、半年ほど入院生活を送ることになったのではないかと思います。

そのころまで、私の統合失調症に対する認識は、遺伝的要素が大きく、脳に器質的変化[2]が生じ、薬を飲むことによって症状を抑え、寛解《かんかい》という症状がよくなる時期があるものの、よい状態と悪い状態を繰り返して、一生治らない病気であるというものでした。

その後もときどき彼女のことを思い起こし、今はどうして暮らしているのだろうかなどと思っていたのですが、数年前、インターネットで統合失調症について調べる機会があり、認識を改めざるを得ませんでした。そこには、「根本的な原因は不明で」、「そうとう多数の疾患群の寄せ集め」と書いてあり、私が脳に器質的な障害が発生すると信じてきたことも証明されておらず、「発病メカニズムは不明であり、いずれの報告も仮説の域を出ない」となっていたのです。これでは、そもそも統合失調症という病気自体が存在するのかさえ疑わしいことになります。

統合失調症は不治の病でも一生薬を飲み続ける病気でもなかった

医学の歴史にとってペニシリン（抗生物質）の発見が革命的だったのは、それが病気を引き起こす原因である病原菌の発育を阻害して病気を根治させることができたからです。よく知られているように、病気の原因そのものに対する治療法を「原因療法」と言うのに対して、風邪薬のように熱を下げたり咳を止めたりするのは「対症療法」と言います。前述した統合失調症の例でも分かるように、実は心の病の根本的な原因は何一つ分かっていないのです。ですから、私たちが精神科や心療内科で処方される向精神薬による薬物療法はすべて「対症療法」でしかありません。

しかし、精神疾患でも、原因療法が可能な病気があります。

「たとえば、かつて精神病入院患者の二割を占めていたと言われている進行麻痺は、気持ちが高ぶってわめく、だらしなくなり物忘れをする、痴呆、躁うつ症状などの精神症状だけで診断されていたわけではない。精神症状と神経症状の記述に続き、梅毒トレポネーマという細菌が脳実質に侵襲して起こる病気であると原因が確定され、死後の病理所見もまとまって疾患単位が確定した。原因が解明されて後、抗生物質の投与によって克服されたのである」（野田正彰著『うつに非《あら》ず』講談社、二〇一三年、三二ページ）

このように、原因がはっきりして治療法の確立した病気は、発症自体が激減し、適切に治療すれば治

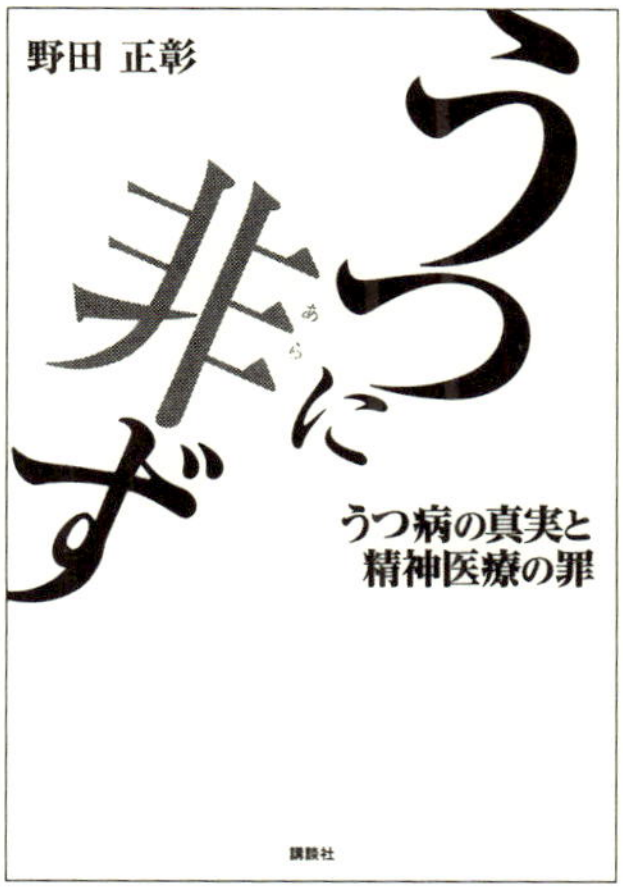

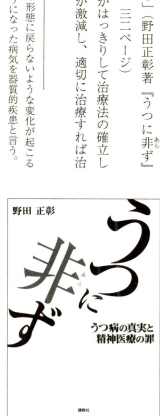

（2）組織や細胞が元の形態に戻らないような変化が起こることを言い、このようになった病気を器質的疾患と言う。

るのです。さらに、ロバート・ウィタカーは次のように述べています。

精神医学はわずか三年という短い期間で（一九五四年～一九五七年）、療養院の興奮した躁状態の患者を鎮静する薬、不安を和らげる薬、抑うつを解消する薬を手にした。だがどれをとっても、疾患過程や症状の原因と思しき脳の異常が解明された後に開発された薬ではない。第二次世界大戦後の感染症特効薬の研究から派生し、研究の過程でたまたま発見された、中枢神経系に新奇な作用をする化合物なのである。……それがメジャー・トランキライザー［引用者注：抗精神病薬］とマイナー・トランキライザー［同：抗不安薬］の新しくユニークな点だった。（『心の病の「流行」と精神科治療薬の真実』＝以下『心の病』、八五ページ）

精神医学は、これらの薬がうつ病に対する「モノアミン仮説」、統合失調症に対する「ドーパミン仮説」など、三〇〇種類以上あると言われる脳内の神経伝達物質中のある特定の物質に作用して効果をもたらすと主張しました。とはいえ、それらはあくまで仮説にすぎず、今日まですべての向精神薬は脳内でどんな働きをしているのか、正確なところはまったく分かっていないのです。次の文章を読んでみましょう。

「一〇〇〇億のニューロンに一五〇兆のシナプス、様々な神経伝達経路という生理学的構造は、脳の限りない複雑性を物語っている。ところが精神障害の科学的アンバランス理論は、この複雑性を分かりやすく単純なメカニズムに還元してしまった。うつ病の問題は、セロトニン作動性ニューロンがシナプス間隙に放出するセロトニンの減少によって、脳のセロトニン作動性経路が『不活発』になることに問題がある。だから抗うつ薬でシナプス間隙のセロトニン濃度を正常なレベルまで上げれば、セロトニン作動性経路は適度にメッセージを伝達するようになる。［引用者注：モノアミン仮説］一方、統合失調症の特徴とされる幻聴はドーパミン作動性経路の過活動によるもので、原因は、シナプス前ニューロンがシナプスに放出するドーパミンが多すぎるか、ターゲットのニューロンのドーパミン受容体の密度が異常に高いかのどちらかである。だから抗精神病薬によってブレーキをかければ、ドーパミン作動性経路の機能は正常に近づく［引用者注：ドーパミン仮説］」（『心の病』一〇七ページ）

　しかし、「モノアミン仮説」や「ドーパミン仮説」を否定する有力な論文が発表されていますし、ＮＩＭＨ（アメリカ国立精神衛生研究所）もその仮説を否定しています。

　ウィタカーはＮＩＭＨの資料を掘り起こし、一九四六年～一九五〇年にペンシルバニア州のある州立病院に入院した統合失調症の患者のなかで、初めてかかった患者の六二パーセントが一年以内に、七三パーセントは三年以内に退院しているという事実を示しています。また、別の病院でも一九五〇年に退院した統合失調症患者の半数以上に、その後、四年以内の再発が一度もなか

図２　統合失調症患者の長期的回復率

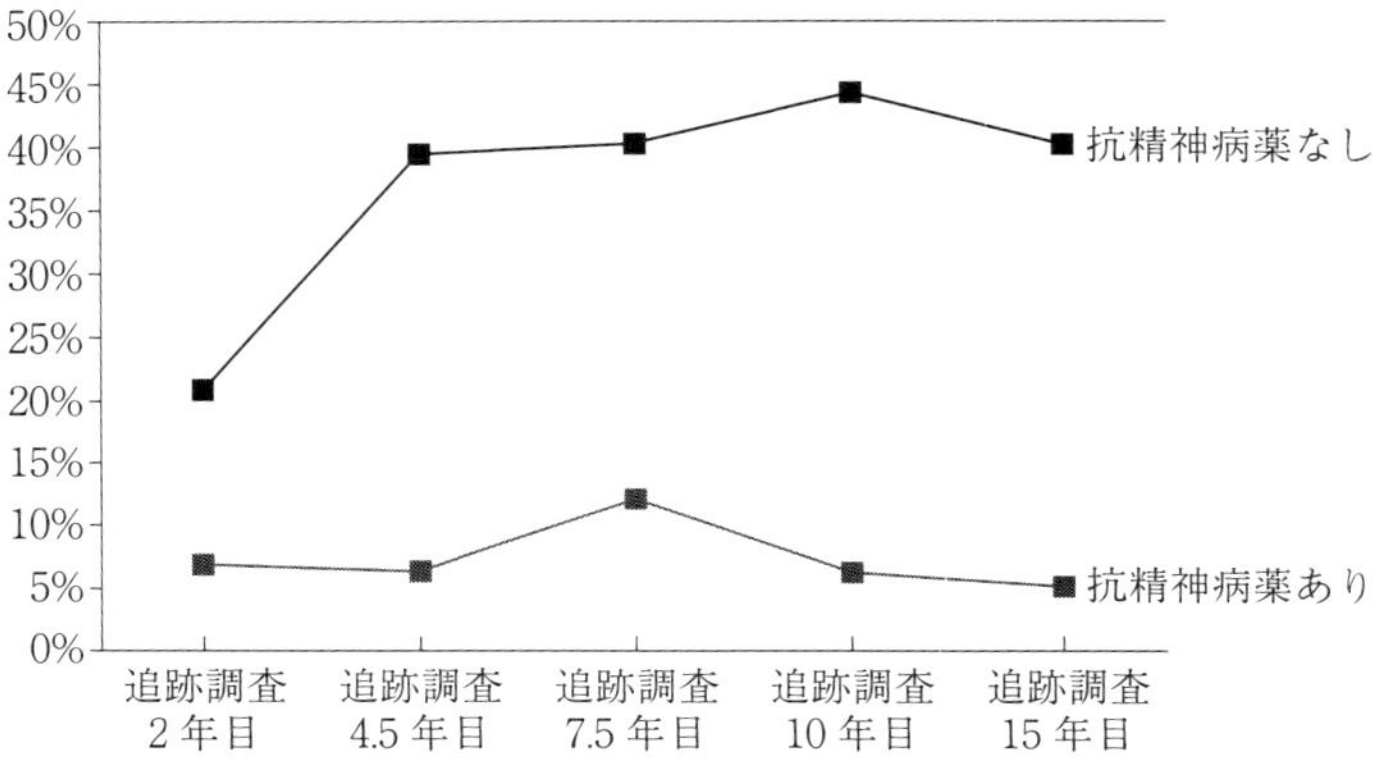

出典：『心の病の「流行」と精神科治療薬の真実』167P より。

ったことが確認されました。

つまり、アメリカで最初の抗精神病薬ソラジン（アメリカでの商品名、一般名はクロルプロマジン）が登場する一九五五年以前には、統合失調症は不治の病でも、一生薬を飲み続けなければならない病気でもなかったのです。しかしその一方で、極端な例としてナチスの精神障害者狩りに見られるように、欧米では戦前、優生思想から統合失調症をはじめとする精神障害者を精神病院に収容し、生涯にわたって隔離するという政策をとっていました。

アメリカではその後、精神障害者の脱施設化が進められますが、その過程で統合失調症患者の転帰はむしろ悪化していきます。ある病院の研究では、一九四七年に治療した統合失調症患者の四五パーセントはその後五年以内に再発せず、七六パーセントが地域社会で問題なく暮らしていましたが、一九六七年には薬物療法を受けた患者のうち五年以内に再発しなかったのは三一パーセントにすぎなかったと言います。また、抗精神病薬の長期投与は「基底核《きていかく》(3)と視床《ししょう》(4)の腫張《しゅちょう》(5)、および前頭葉の縮小を引き起こ」す（『心の病』一六二ページ）という深刻な副作用に関する研究もあります。

一九六一年にベンゾジアゼピンの依存性——最初の報告例

マイナー・トランキライザーについては、アメリカで最初のベンゾジアゼピン抗不安薬であるリブリウムが発売された直後の一九六一年に、ベンゾジアゼピン依存に関する最初の報告例が学術論文に掲載され、ＦＤＡ（アメリカ食品医薬品局）に薬をやめようとしたら離脱症状に襲われたという訴えが相次ぎました。そして一九七五年には、米司法省がベンゾジアゼピンを規制物質法(6)のスケジュールⅣ薬物に分類するよう要請し、調剤回数が制限されました。これについて、「二〇〇万人のアメリカ人がベンゾジアゼピンに依存していると言われ、その数は国内のヘロイン中

（３）　大脳皮質と視床、脳幹を結びつけている神経核の集まり。
（４）　間脳の一部を占める部位。視覚、聴覚、体性感覚などの感覚入力を大脳新皮質へ中継する。
（５）　炎症や腫瘍が原因で身体の一部が腫れること。
（６）　薬物の製造・濫用を規制するため、アメリカ合衆国議会によって一九七〇年に包括的医薬品濫用防止及び管理法第Ⅱ編として策定された。

表1　麻薬に関する国際条約と日本の国内法規

<table>
<tr><th>国際条約</th><th colspan="2">規制物質</th><th>日本法</th></tr>
<tr><td rowspan="3">麻薬に関する単一条約</td><td>あへん</td><td>あへん</td><td>あへん法</td></tr>
<tr><td>大麻</td><td>大麻</td><td>大麻取締法</td></tr>
<tr><td>麻薬</td><td>麻薬</td><td rowspan="3">麻薬及び向精神薬取締法</td></tr>
<tr><td rowspan="5">向精神薬に関する条約</td><td>向精神薬 付表I</td><td>（日本法の）麻薬</td></tr>
<tr><td>向精神薬 付表II</td><td>第1種向精神薬</td></tr>
<tr><td>付表II一部の覚醒剤</td><td>（日本法の）覚せい剤</td><td>覚せい剤取締法</td></tr>
<tr><td>向精神薬 付表III</td><td>第2種向精神薬</td><td rowspan="2">麻薬及び向精神薬取締法</td></tr>
<tr><td>向精神薬 付表IV</td><td>第3種向精神薬</td></tr>
</table>

出典：Wikipedia「麻薬及び向精神薬取締法」の項より。

毒者の四倍にのぼった」（『心の病』一九一ページ）と言われています。

一九七九年には、かのエドワード・ケネディ[7]上院議員が上院保健小委員会公聴会で、ベンゾジアゼピンは「治療と回復が至って難しい依存性と中毒性という悪夢をもたらした」（『心の病』一九一ページ）と発表しました。こうしてベンゾジアゼピンの処方件数は、一九七五年の一億三〇〇〇万件から一九八〇年には七一〇〇万件に減りましたが、その後は横ばいもしくは微増状態が続いています。

このように、アメリカでは早くからその依存性が指摘され、イギリスでも一九八八年に英国医薬品安全委員会が国内の医師に「処方は四週間以内にすべき」とのガイドラインを送付するなど、ヨーロッパ諸国でもさまざまな形で規制されてきました。また、WHOも一九八三年に、ベンゾジアゼピン長期使用者における「身辺処理と社会的関わりの顕著な悪化」を指摘しています。

ですから、二〇〇〇年に初めて私が浦和の心療内科を受診したとき、医師はベンゾジアゼピンの依存性を知らなかったはずがありませんし、もし本当に知らなかったのだとしたら、心療内科医失格と言わざるを得ません。副作用について尋ね、早期減薬を求めた私に対して、漫然と何年間もベンゾジアゼピン系薬剤を処方し続けた医師の行為はまさしく犯罪的行為だったと言えるでしょう。

ベンゾジアゼピンの依存性については、読売新聞の佐藤光展記者による次のような記述もあります。

「依存症治療に力を入れている埼玉県立精神医療センターが患者に配布する資料では、ベンゾジアゼピン系を中心とした抗不安薬・睡眠薬は大麻やヘロインよりも精神依存と身体依存が生じやすく、耐性形成［引用者注：薬が効かなくなること］の生じやすさは覚せい剤と同等と明記されている」（『精神医療ダークサイド』講談社現代新書、二三七ページ）

（7）（Edward Moore Kennedy・一九三二〜二〇〇九）ジョン・F・ケネディ元大統領、司法長官や連邦上院議員を務めたロバート・F・ケネディを兄にもつアメリカ合衆国の政治家。

また、前掲した『精神科は今日も、やりたい放題』のなかで書かれていることですが、世界的な医学雑誌「The Lancet」の二〇〇三年の論文をもとに作成した表によると、ベンゾジアゼピンは精神的依存で大麻、LSD[8]、MDMA[9]、アンフェタミン（覚せい剤の一種）を上回り、身体依存においてその四種類とコカインを上回るとされています。

ベンゾジアゼピン系をはじめとする抗不安薬・睡眠薬などと中枢神経刺激薬ならびに麻薬類は、国際的にも日本国内でも同じ危険薬物として扱われています。日本では、アヘン、大麻、覚せい剤を除く麻薬と前述の向精神薬は、「麻薬及び向精神薬取締法」で取り締まられています。

さらにベンゾジアゼピンは、「長期服用者のうち一握りの患者は決して完全に回復しない……。どういうわけか［脳内に］変化が生じている。長期的な服用を止めた場合、全員が正常な状態に回復するとは言えません」（『心の病』一九七ページ）。また、ベンゾジアゼピンの長期服用は認知障害をもたらすことが、一九七六年以来たびたび指摘されてきました。

ウィタカーは、ベンゾジアゼピンの作用機序（薬が効くメカニズム）と薬をやめたときの離脱症状を次のように説明しています。少々長くなりますが、重要なことなので引用します。

――一九七七年、ベンゾジアゼピンは脳内のガンマアミノ酪酸（gamma-aminobutyric acid;GABA）という神経伝達物質に影響を及ぼすことが発見された。……GABAはニューロンの活動を抑制する。GABAが分泌されると、ニューロン［引用者注：神経細胞］は活動速度を落とすか、一定期間活動を停止する。脳内のニューロンの大部分がGABA受容体を持つため、この神経伝達物質GABAが脳内の神経活動にブレーキをかける役割を果たす。ベンゾジアゼピンはこのGABA受容体と結合することで、GABAの抑制作用を増幅する。いわばベゾジアゼピンによってGABAという脳内のブレーキが踏まれ、その結果として中枢神経系の活動が抑制されるのだ。

脳の側は、これに対応してGABAの分泌量を減らしGABA受容体の密度を減らす。……「GABAによる正常な神経伝達を回復」しようとするわけだ。だがこの適応的変化によって、脳内のブレーキが生理学的に壊れた状態になる。ブレーキオイル（GABA分泌量）は少なく、ブレーキパッド（GABA受容体）は摩耗している。そのためベンゾジアゼピンを中止すると、脳はもはや神経活動を十分に抑制できなくなり、ニューロンが常軌を逸したペースで活動しはじめる。ヘザー・アシュトンは、この過活動によって「離脱作用の多くを説明」できる、と結論づけている。（『心の病』一九七〜一九八ページ）

（8）非常に強烈な作用を有する幻覚剤。日本では一九七〇年に麻薬に指定。
（9）合成麻薬の一種。エクスタシーとも言う。

うつ病と双極性障害の増加

抗うつ薬についても、前述した抗精神病薬と事情は同様です。アイオワ大学が行ったうつ病経験のある五四七人の六年後の調査では、「治療を受けた患者は無治療群と比べ、『主たる社会的役割の中断』に至る可能性が三倍高く、『就労不能』になる可能性が七倍高」(『心の病』二四三ページ)かったのです。また、カナダで連続一〇日間にわたって仕事を欠勤して短期障害休業手当を受けた患者一二八一人について調べたところ、「抗うつ薬の処方を受けなかった患者五六四人は平均して七七日で仕事に復帰した一方、投薬群は復帰までに一〇五日かかった」(『心の病』二四三ページ)とあります。

さらに、選択的セロトニン再取り込み阻害薬(ＳＳＲＩ)の登場後、「イギリスでは、うつ病や神経障害による『就労不能日数』が一九八四年の三八〇〇万日から、一九九九年には一億一七〇〇万日へと増加した」(『心の病』二四四ページ)、「アメリカでは、うつ病のため生活機能の低下に陥っていると回答した労働年齢人口の割合が、一九九〇年代に三倍に増えた」(『心の病』二四五ページ)ということです。

ＳＳＲＩはさまざまな副作用を引き起こします。「性的機能不全、ＲＥＭ睡眠抑制、筋チック、倦怠感、感情鈍麻《かんじょうどんま》、無気力」などのほかにも、「長期使用に伴って記憶障害、問題解決力の低下、創造性減少、学習障害が生じうることも報告されている」(『心の病』二四七ページ)のです。

コラム6

『抗うつ薬の功罪』というタイトル

『LET THEM EAT PROZAC』を直訳すれば「彼らにプロザックを食べさせよう」となりますが、邦訳のタイトルは『抗うつ薬の功罪』（田島治監修・谷垣暁美訳、みすず書房、2005年）となっています。これは、監修者がいわゆる良心的な精神科医で、薬物療法を全面否定しない立場の人物であるため刺激的なタイトルを避けたのか、あるいは専門的な内容の大著であるため、読者対象に精神科医を想定して穏当なタイトルにしたのではないか、と思われます。確かに、本や映画などの邦題をまったく別物にすることはよくありますが、本書では抗うつ薬の「功」についてはほとんど触れていません。

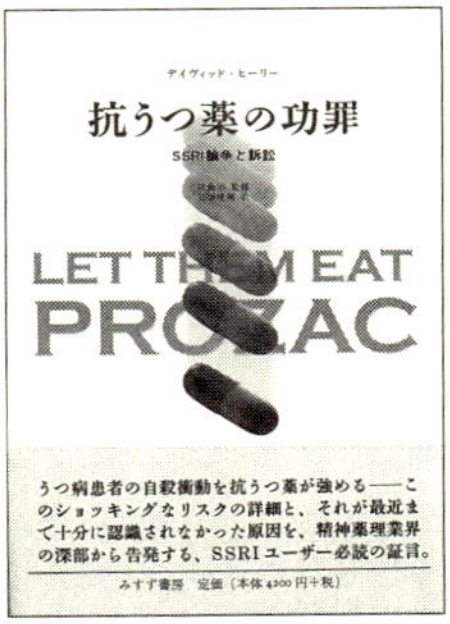

さらにSSRIは、服用者が攻撃的になって人を傷つけたり、自殺念慮《じさつねんりょ》を引き起こし、ひどい場合には殺人や自殺に至ることが報告されています。イギリスの精神医学者デイヴィッド・ヒーリー（David Healy）は、こうした事件に関する数々の訴訟に原告側の立場から関わり、『抗うつ薬の功罪』（**コラム6**参照）という本で、日本では未承認の抗うつ薬のSSRIであるプロザックにまつわる事例や製薬業界の内幕を明らかにしています。

「代表的なSSRIであるパキシルを販売する製薬会社グラクソ・スミスクラインは、自殺に関する訴訟一五〇件で平均二〇〇万ドル、自殺未遂に関す

図３　日本のうつ病患者数の推移

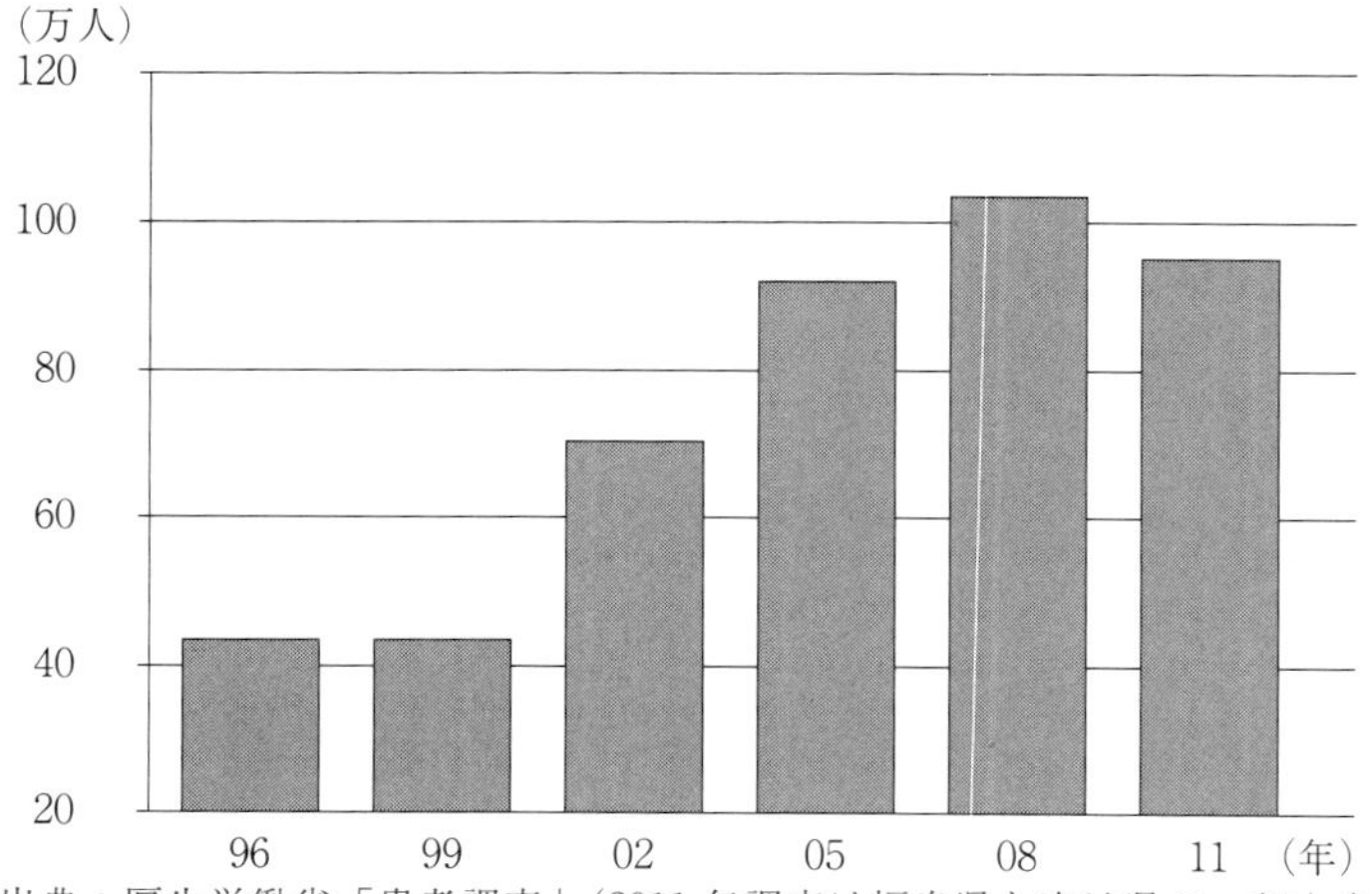

出典：厚生労働省「患者調査」(2011 年調査は福島県と宮城県の一部を含まない)。

図４　抗うつ薬売上の推移

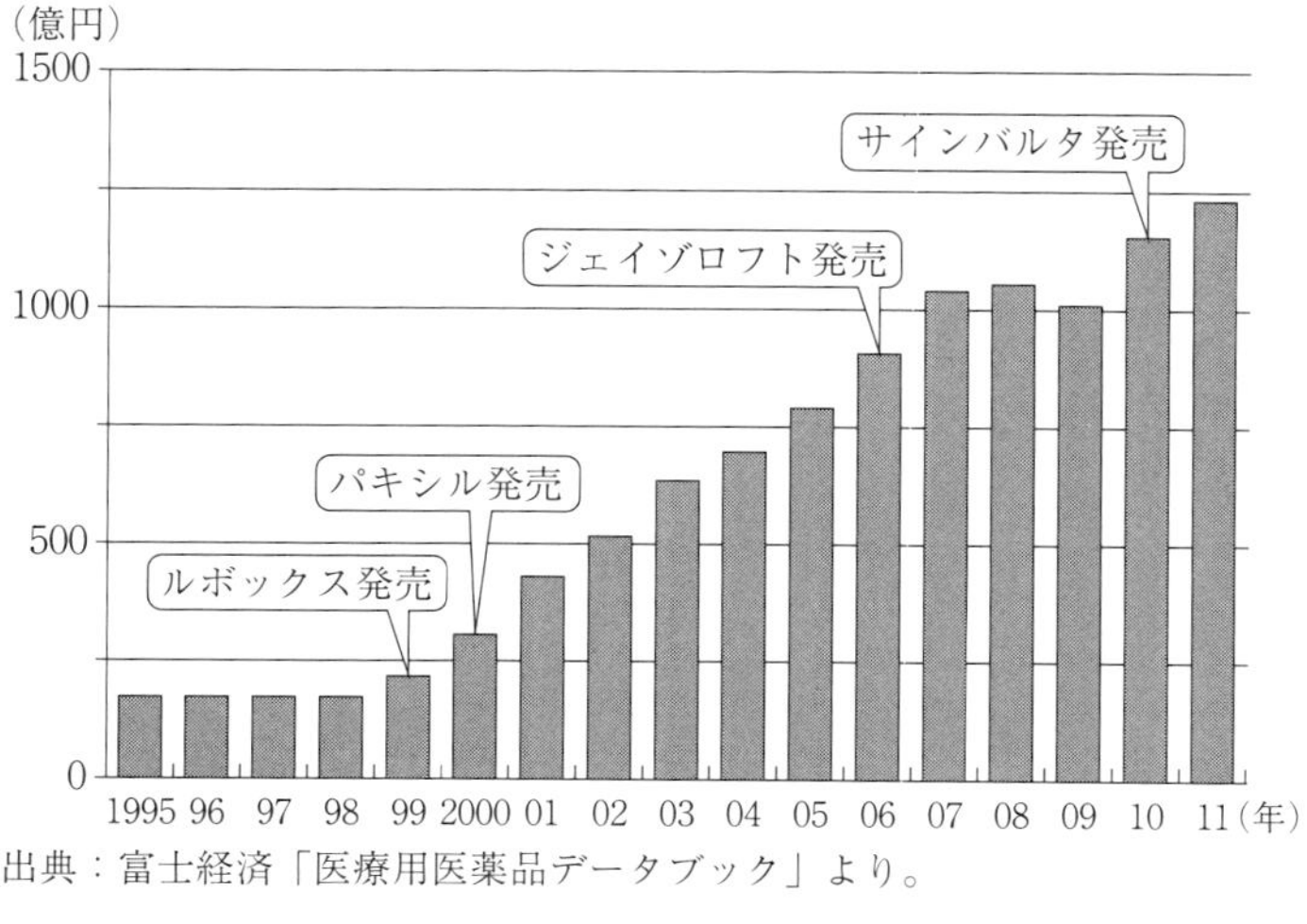

出典：富士経済「医療用医薬品データブック」より。

る訴訟三〇〇件で平均三〇万ドルを支払って和解するなど、パキシルの訴訟解決のために計二〇億ドル以上を投じてきた」（『うつに非《あら》ず』六二ページ）とありますが、それほどの和解金を払っても余りある利益を得ているということでしょう。

民事訴訟ではありませんが、日本でも一九九九年に全日空機を乗っ取って機長を殺害したという事件の裁判で、東京地裁は「抗うつ剤には攻撃性や興奮状態を出現させる副作用を伴う可能性があり、抗うつ剤などの影響で犯行当時、躁状態とうつ状態が入り混じり、心神耗弱状態にあった」という判決を出しています。

さらに深刻なのは、うつ病患者の二〇〜四〇パーセントが最終的に双極性障害に転換しているという事実です。「それどころか、全米うつ病・躁うつ病協会が実施した近年の調査によると、双極性と診断された患者の六〇パーセントが、最初は大うつ病［引用者注：うつ病のこと］だったが抗うつ薬の使用後に双極性に変わったと回答した」（『心の病』二六八ページ）という事実もあります。

こうした双極性障害患者の増加に拍車をかけたのが、重篤度が低い軽度の躁エピソード[10]のあるうつ病患者を「双極Ⅱ型[11]」に分類したことです。ＮＩＭＨによると、非合法薬物の影響もあって

（10）精神疾患の症状の発現をエピソードと言う。

現在アメリカ人の二・五パーセントが双極性障害と診断されていると言います。

日本では双極性障害の生涯有病率が〇・二パーセントとされていますが、日本でも今後一〇～二〇年以内に双極性障害の患者が激増する恐れがあると思います。なぜなら、SSRIのプロザックがアメリカで認可されたのが一九八八年であり、日本で最初のSSRIとしてデプロメールが認可されたのが一九九九年なので、約一〇年のタイムラグがあるからです。

双極性障害について看過《かんか》できない問題は、「統合失調症と双極性障害が同じ薬剤カクテルを処方され」、「脳機能に同じような異常が生じる」ことです。「すなわち二つのグループは、『本来の』問題が何であろうとも、最終的にはともに『多剤併用による精神科治療薬の副作用』と呼ぶべき問題に苦しむことになる」（『心の病』二八三ページ）のです。

知り合いの旦那さんが、数年前に四〇代後半で自殺しました。当時は「躁うつ病」と言われていたのですが、調べてみると、死の一年近く前からうつ病で入退院を繰り返していたそうです。薬物治療の結果、躁転して衝動的にビルから飛び降りたのかもしれません。双極性障害の患者が自殺するのは、躁転したときとよく言われています。

子どもへの向精神薬投与によって一五人に一人が「重度の精神疾患」に

ウィタカーは次のように述べています。

「小学校にいじめやサボりはあったが、そうした子どもが注意欠如・多動性障害（ＡＤＨＤ）［訳者注：普通「注意欠陥・多動性障害」と言われる］と診断されることはなかった。ＡＤＨＤという診断名は、まだ生まれていなかったからだ。気難しく情緒不安定なティーンエージャーもいたが、時が経てば多かれ少なかれ普通の大人に成長するだろうと誰もが予想していた。けれど子どもに対し向精神薬を使った治療が行われだすと、精神医学界の小児期に対する考え方が変わった」（『心の病』三二二ページ）

アメリカ精神医学会が一九八〇年に発行した『精神疾患の診断・統計マニュアル　第三版（ＤＳＭ－Ⅲ）』に、「注意欠陥障害（ＡＤＤ）」というカテゴリーが初めて登場しました。その後、一九八七年に出されたＤＳＭ－Ⅲ－Ｒ（改訂版）で「注意欠陥・多動性障害（ＡＤＨＤ）」に名称が改められましたが、その後のこととして次のような記述があります。

「ついでチバガイギー社の出資を受けて、注意欠如・多動性障害を持つ子どもと成人の会（ＣＨＡＤＤ）が『患者支援団体』として設立……やがてＣＨＡＤＤは一九九一年、議会でのロビー活動を通じＡＤＨＤを個別障害者教育法の適用対象に含めることに成功した」（『心の病』三二六ページ）

---

(11)　うつ状態と軽躁状態の見られるうつ病患者を、躁状態を伴うⅠ型の双極性障害と区分してⅡ型とした。

すると、「突如として、どこの教室にもＡＤＨＤの子どもが現れた。ＡＤＨＤと診断された子どもの数は一九九〇年に一〇〇万人近くにのぼり……現在、アメリカの子どものうち三五〇万人ほどがＡＤＨＤのための精神刺激薬を服用」（『心の病』三二七ページ）となっています。

ＡＤＨＤに用いられる治療薬はリタリンとコンサータ[12]という中枢神経刺激薬（メチルフェニデート）で、覚せい剤に近い薬です。そのため、日本ではリタリンに関しては、前述したように中毒や依存性が社会的問題となり、二〇〇七年に処方が禁止されました。そこで現在では、同じような働きをするするコンサータが処方されています。

ＡＤＨＤと診断された子どもたちにメチルフェニデートを服用させた結果、「教師や他の観察者は、子どもの動きや他者との関わりの減少をプラスと捉える評価尺度にスコアを記入し、その結果を集計した数値に基づき、七〇～九〇パーセントの子どもがＡＤＨＤ治療薬に『良好な反応を示す』と報告されている」（『心の病』三三一～三三二ページ）のです。

ここで、ウィタカーは次のような疑問を投げ掛けています。

「これらはいずれも、薬物治療が子どもに有益であることを示すものではない。精神刺激薬は教師には有用だが、子どものためになっているのか？」と言い、「テキサス大学の心理学者デボラ・ジャコビッツが一九九〇年に行った報告によると、リタリンを服用中の子どもは『自己満足感が低く精神的により不安定である』との自己評価を下した」（『心の病』三三二ページ）としています。

また、ウィスコンシン医科大学のラッセル・バークレー（Russell Barkley）は、「『刺激薬の主な作用は、学業成績向上ではなく教室での扱いやすさの改善にあるようだ』との結論を出した」（『心の病』三三三ページ）としています。

こうしてアメリカでは、一九八〇年代後半からADHDと診断された子どもへの精神刺激薬の投与がはじまり、次いで「小児期うつ病」という診断名のもとにSSRIが子どもに投与されるようになりました。そうすると、大人の場合と同様に、一九九〇年代後半には子どもの双極性障害が現れます。SSRIの影響だけでなく、精神刺激薬は覚醒症状と気分変調症状を引き起こすため、若年双極性障害の特徴とされる症状とよく似た症状を呈するのです。

こうして、「ADHDをきっかけに四〇万人の子どもが、また抗うつ薬治療がきっかけで、さらに五〇万人の子どもが双極性障害になっているのだ」（『心の病』三五二ページ）、「すなわち、多動や抑うつを示す子どもを、躁病エピソードや何らかの情緒不安定を引き起こす薬で治療し、薬剤カクテルを処方した結果として、その子は一生続く障害を抱えることになる」（『心の病』三六〇ページ）のです。

アメリカでは、二〇〇〇年前後から二、三歳児にまで向精神薬を処方することが一般的になっ

---

(12) リタリンもコンサータも商品名で、薬品名は同じメチルフェニデート。

ているということです。こうして薬漬けにされて成人した青年の一五人に一人が、重度の精神疾患を抱えていると言われています。

発達障害者支援法と子どもへの向精神薬の投与

日本も例外ではありません。二〇一二年六月一三日に放送されたNHK『クローズアップ現代』の「〝薬漬け〟になりたくない～向精神薬をのむ子ども」では、中学二年生のときにストレスによる吐き気が止まらず、精神科を受診した女子生徒の話が紹介されています。「心身症」と診断された彼女は、飲み薬と点滴の向精神薬のせいで歩くこともトイレに行くこともできなくなり、八年もの間治療を受け続けました。

しかし、症状が回復するどころか次第に悪化していき、最終的には刃物を持って暴れたり、自らを傷つけたりするようになりました。そんなわが子の姿を見た母親が、疑問を抱いてインターネットで調べた結果、向精神薬の副作用であることが分かったので、六年もかけて断薬したのです。成人した彼女はようやく健康を取り戻し、最近、やりたかった仕事をはじめたそうです。

二〇〇四年に施行された発達障害者支援法は、自閉症、アスペルガー症候群そのほかの広汎性発達障害、学習障害（ＬＤ）、注意欠陥・多動性障害（ＡＤＨＤ）などの発達障害をもつ者に対する早期発見・早期支援、保育・教育・放課後児童健全育成事業の利用・就労・地域生活といった、あらゆる場面での支援や権利擁護・家族への支援などを謳って制定されました。それ以降、書店に行くと教育や医療のコーナーに、自閉症、アスペルガー、LD、ADHDといった単語を書名に使った書物がたくさん並ぶようになり、一時期は「発達障害ブーム」とでもいうような状況を呈しました。

発達障害者支援法の根拠となったのは、二〇〇二年に文部科学省が全国四万人の公立小中学校の児童を対象に行った調査です。文部科学省は、担任教師にDSM（一二五ページ以下参照）のような項目（「授業中や座っているべき時に席を離れてしまう」など）を羅列して得た回答を数値化して、「六・三パーセントの児童生徒が学習面か行動面で著しい困難を示す」として発達障害の根拠にしたのです。

アメリカでADHDが個別障害者教育法の適用対象になるとADHDの子どもが急増したように、日本でも発達障害者支援法が制定されると、教育現場では発達障害児探し、もっと言うと、発達障害児狩りのような現象が出現しました。もちろん、法律の目的にあるように、今まで教育現場で放置されて、誤解と偏見の対象とされてきた発達障害児に教育の支援の手が差し伸べられ、その子どもたちの成長を後押しし、個性を大切にする教育がなされるなら、発達障害の子どもたちにとってそれは大歓迎すべきことでしょう。しかし、現実には教室での扱いやすさの改善のためだけに、厄介な子どもを特別扱いしているとしたらどうなるのでしょうか。

コラム7

『こころの病気がわかる絵本』

2010年に、「厚生労働科学研究費補助金こころの健康科学研究事業」の一環として、児童精神科医である宮田雄吾氏が書いた『こころの病気がわかる絵本』（情報センター出版局）という書籍が5冊セットで刊行されました。各巻のタイトルは『あさ おきられないニワトリ［うつ病］』、『てあらいがとまらないアライグマ［強迫性障害］』、『さかながこわいクジラ［社交不安障害］』、『ふとるのがこわいチーター［摂食障害］』、『そらみみがきこえたひ［統合失調症］』と擬人化した動物を使ったイラスト入りで、絵本部分はひらがな・カタカナで書かれ、解説部分も総ルビとなっており、「小学生から読める絵本とわかりやすい解説」をうたい文句にしています。

内容はと言うと、心の病は「脳の病気」だからまずは「クスリを使う」、そして勝手に「クスリをやめない」などのトーンで貫かれています。たとえば、『さかながこわいクジラ』ではイラストとともに、次のような言葉が添えられています。

「『これをのめば、もうドキドキはしないし、からだもふるえなくなるだろう』クジ太は（中略）、ゆうきをだしてくすりをのんだ」、「（前略）こんどはむねもドキドキしないし、かおもまっかにはならない」

また、「読者のみなさんへ」というページでは「お父さん、お母さんも、読み聞かせなどを通じて、こころの病気についてぜひお子さんと語り合ってみてください」とも述べています。「小児等に対する安全性は確立していない」と多くの医薬品の添付文書に書かれているにもかかわらずです。

さらに驚くべきことは、これが宮田医師の勤務する病院がある長崎県内の全小学校約400校に、彼の関係する団体の手によって配布されたことです。

実際、発達障害児はスクールカウンセラーなどを通して児童精神科医などの精神医療へつなげられ、そこで向精神薬を投与されることが現実に行われているのです。雨後の竹の子のように書店に出現した本をめくってみると、次のような記述を発見することができます。

「薬を使ってよくなる子も多い／薬物治療を行って、自分の力を伸ばしていくＡＤＨＤの子どもは大勢います。／効果は六〇〜七〇パーセントの子どもに見られます」（『じょうずなつきあい方がわかるＡＤＨＤ注意欠陥・多動性障害の本』主婦の友社、九八ページ）

「薬物療法──コンサータとストラテラ[13]──／医師の指示どおりに正しく飲めば、安全に治療することができます」（『これでわかるＡＤＨＤ』成美堂出版、一二二ページ）

それ以外にも、『臨床家が知っておきたい「子どもの精神科」〈第二版〉』（医学書院、二〇一〇年）という本では、「子どもの精神疾患と使用薬物」という項目で、精神遅滞および自閉性障害、多動性障害および行為障害（素行障害）、夜尿、抜毛、チック症、夜驚《やきょう》・夢中遊行《むちゅうゆうこう》、統合失調症、気分（感情）障害、強迫性障害（ＯＣＤ）、ストレス反応、適応障害、解離性障害と身体表現性障害、摂食障害、不安定性パーソナリティー障害などの人格障害を挙げて、それぞれに用いられ

（13）ノルアドレナリン再取り込み阻害薬のアトモキセチン塩酸塩製剤。二〇〇九年に小児へのＡＤＨＤ治療薬として認可された。

る薬を紹介していますが、よく読むと大人の場合と同じく、ほとんどが抗うつ薬、抗不安薬、抗精神病薬のどれか、またはそれらの組み合わせです。

厚生労働省が発達障害治療薬として承認している薬はＡＤＨＤに対するコンサータとストラテラの二種類だけなのですが、実際にはほかの発達障害に対しても保険適用外で投薬されていると言います。さらに、小学校入学前の子どもに対しても、「厚生労働省研究班が小児神経科医と児童精神科医に対して行ったアンケートで、三割の医師が『発達障害』がある小学校入学前の幼児に向精神薬を投与していると答えた」（『うつに非《あら》ず』九一ページ）と言います。使用されているのは、非定型抗精神病薬のリスペリドンが八八パーセント、ＡＤＨＤ治療薬のメチルフェニデートが六七パーセント、睡眠薬が五九パーセントでした。

二〇一五年一月、一般財団法人医療経済研究所は、二〇〇二年～二〇一〇年の全国レセプト情報二三万件あまりを対象に、子どもへの向精神薬処方を分析した結果を公表しました。それによると、二〇〇二～二〇〇四年と二〇〇八～二〇一〇年の処方数を比べると、一三～一八歳ではＡＤＨＤ治療薬の二・五倍を筆頭に、抗精神病薬・抗うつ薬とも約四〇パーセント増加し、六～一二歳の子どもでも、ＡＤＨＤ治療薬・抗精神病薬が六〇～八〇パーセント程度増加しました。さらにＡＤＨＤ治療薬のケースを除き、抗精神病薬・抗うつ薬・抗不安薬（睡眠薬）では、二五～六〇パーセント近いケースでさまざまな組み合わせの多剤処方が行われていました。

掲載した新聞はこの結果を報道するものですが、その末尾には、次のような記述がされていました。

「国内では、大人で安全性や有効性を確かめた向精神薬が子どもへ処方されているケースがほとんどで、子どもで厳密な治験が行われたのはＡＤＨＤ治療薬の２剤しかないという。［引用者補記・医療経済研究所の］奥村研究員は、『医療現場で多くの薬が求められていることがわかった。子どもでも副作用や効果を確かめる治験をすすめ、薬を的確に使える環境を整える必要がある』と話した」（〈朝日新聞〉二〇一五年一月二五日付朝刊）。

すでに見てきたように、すべての向精神薬は大人の場合でも長期間の安全性、有効性を示す治験はありません。ですから、この調査結果は逆に、一五人に一人の青年が重度の精神疾患を抱えるアメリカのような轍《てつ》を踏まないための、向精神薬被害への警鐘ととらえるべきでしょう。

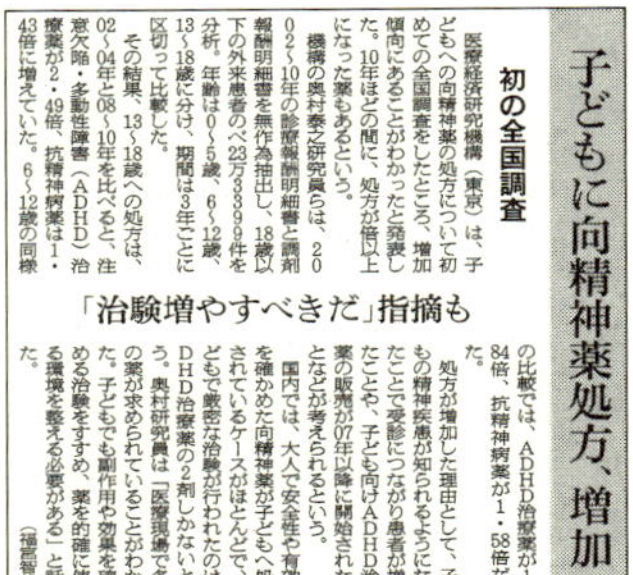

子どもに向精神薬処方、増加

初の全国調査

医療経済研究機構（東京）は、子どもへの向精神薬の処方について初めての全国調査をしたところ、増加傾向にあることがわかったと発表した。10年ほどの間に、処方が倍以上になった薬もあるという。

機構の奥村泰之研究員らは、2002～10年の診療報酬明細書と調剤報酬明細書を無作為抽出し、18歳以下の外来患者のべ23万3399件を分析。年齢は0～5歳、6～12歳、13～18歳に分け、期間は3年ごとに区切って比較した。

その結果、13～18歳への処方は、02～04年と08～10年を比べると、注意欠陥・多動性障害（ＡＤＨＤ）治療薬が2・49倍、抗精神病薬は1・43倍に増えていた。6～12歳の同様の比較では、ＡＤＨＤ治療薬が1・84倍、抗精神病薬が1・58倍だった。

「治験増やすべきだ」指摘も

処方が増加した理由として、子どもの精神疾患が知られるようになったことで受診につながり患者が増えたことや、子ども向けＡＤＨＤ治療薬の販売が07年以降に開始されたことなどが考えられるという。

国内では、大人で安全性や有効性を確かめた向精神薬が子どもへ処方されているケースがほとんどで、子どもで厳密な治験が行われたのはＡＤＨＤ治療薬の2剤しかないという。奥村研究員は「医療現場で多くの薬が求められていることがわかった。子どもでも副作用や効果を確かめる治験をすすめ、薬を的確に使える環境を整える必要がある」と話した。

（福宮智代）

〈朝日新聞〉（2015年１月25日付）

「問題行動」を薬によって軽減させる

まず、次のような記述を紹介しましょう。

「いま、学校教育の現場では、小児うつをはじめとする子供のメンタルヘルスや発達障害に関する知識を広めようという動きがあり、教員向けの研修なども頻繁にあります。生徒に不登校などの問題が現われたら、〝専門性のない教員〟が何かをする前に、専門性のあるSC（スクールカウンセラー）や病院に任せろという。それが学校上層部や教育委員会の方針（神奈川県の公立中学校の現役教員・坂本氏（仮名）の話）」（「親が知らない！一〇代に広がる向精神薬依存の危ない世界」〈宝島〉二〇一一年一月号、二〇ページ）

「坂本氏の知る生徒には、病院を変えるたびに新しい『診断名』『障害名』がついて、まったく別の薬を処方されるケースがあった。

生徒に与えられる診断名は、ADHDやLDなどの発達障害、気分障害やパニック障害、小児うつなど多岐にわたっている。学校の方針は、問題行動を『早期に発見』して、薬によって症状を軽減させることで『教室にいられるようにする。教室に戻ってこられるようにする』というものだ」（前掲誌、二〇ページ）

精神科医で評論家、ノンフィクション作家でもある野田正彰医師も次のように述べています。

「子どもと向き合うことができない先生たちは、少しでも手間がかかる子どもを、発達障害の疑いという言葉を通して見る。子どもは養護教諭のところに送られ、あるいは児童相談所、児童精神科医のところに送られる。そして安易な診断のもとに発達障害と診断され、副作用の激しい薬を飲まされる、ということが進行している」（『うつに非《あら》ず』八八〜八九ページ）

こうした精神的問題を抱える子どもたちに対する学校での対処の仕方の背景には、世界一忙しいとされる日本の教員が置かれている過酷な労働条件があります。そして、そうした状況に、製薬業界や児童精神科医をはじめとする精神医療がつけいっていくのです。

子どもたちをめぐる向精神薬の状況は、アメリカの場合と驚くほどよく似ているのではないでしょうか。現状をこのまま放置すれば、日本も遠からずアメリカのような、子どもの精神疾患大国になってしまうかもしれません。ただでさえ少子化が止まらない日本、未来がますます不安になってしまいます。

ＤＳＭ－Ⅲと「精神医療革命」

こうして見てくると、これほど副作用が多く人体に有害で危険な向精神薬が、日本のみならず世界中で相変わらず精神科の治療に使用し続けられていることが疑問に思われてきます。しかし、本章の最初で述べたように、ロバート・ウィタカーはジャーナリストらしく徹底した資料収集活動の結果、膨大な書物・書類のなかからアメリカの「精神科治療薬の真実」を掘り起こすことに成功したのです。

また日本では、本書でたびたび登場する内海聡医師が二〇一二年に『精神科は今日も、やりたい放題』という本を世に出すまで、向精神薬の有用性を疑う人間は、当の私たち服用者（被害者）

を含めてほとんどいませんでした。ウィタカーは、向精神薬をめぐる虚と実の二つの側面を、普通に見れば若い女性に見えるが、見方を変えると恐ろしい魔女に見える「だまし絵」にたとえています。

こういうことは別に珍しいことではありません。すでに述べたように、三・一一まで私たちの多くは日本でフクシマのような恐ろしい事故が起きるなど想像だにしていなかったのです。三・一一を通して、私たちは初めて「原子力の平和利用」という美しい言葉の裏に隠された恐ろしい悪魔の正体を発見することになったのです。それさえも、原発再稼働によって、今再び厚化粧をした美女の顔にすり替えられようとしています。

アメリカの精神医学は、長らくフロイト派の精神分析学(14)が主流を占めてきました。いまだにハリウッド映画を見ると、日本ではなじみのないシーン（精神科医が患者をソファに横たえて、催眠術をかけて精神分析する）を目にします。

一九八〇年、アメリカ精神医学会（ＡＰＡ）は『精神疾患の診断・統計マニュアル第三版（ＤＳＭ－Ⅲ）』を発行し、二六五種類の疾患を認定しました。ここで採用された診断方法は「カテゴリー診断学」と呼ばれ、「ある精神疾患において、典型的な症状をいくつかあげ、そのうちいくつ以上がそろっていれば診断ができるという診断方法」（『臨床家のためのＤＳＭ－５　虎の巻』三ページ。以下『虎の巻』）です。たとえば、ある疾病に九つの症状が挙げられ、そのうち五つが当てはまればその疾病と診断されるという、日本でも新聞や雑誌の健康欄などでよく出てくる形式のものです。

面白半分に、「あ、私これ当たっている」、「あなた、もしかしてこれじゃない」などと楽しむ分には実害はありませんが、精神科医や心療内科医がこれを文字どおりに「虎の巻」として、患者に診断名を下しているのですからたまったものではありません。

しかし、アメリカの精神科医たちはそうは考えませんでした。「（精神分析的）精神医学は理論から生まれたが、新しい精神医学は事実から生まれる」、「科学的精神医学の優位が正式に承認された」（『心の病』四〇二ページ）と絶賛されたのです。「ＤＳＭ－Ⅲは精神医学に革命をもたらしたといわれる」と、『虎の巻』（三ページ）にも書かれています。

ＤＳＭ－Ⅲが発行された翌一九八一年、ＡＰＡ内に「広報・マーケティング部」が設置され、「ＡＰＡ副会長ポール・フィンクは『ＡＰＡの任務は精神

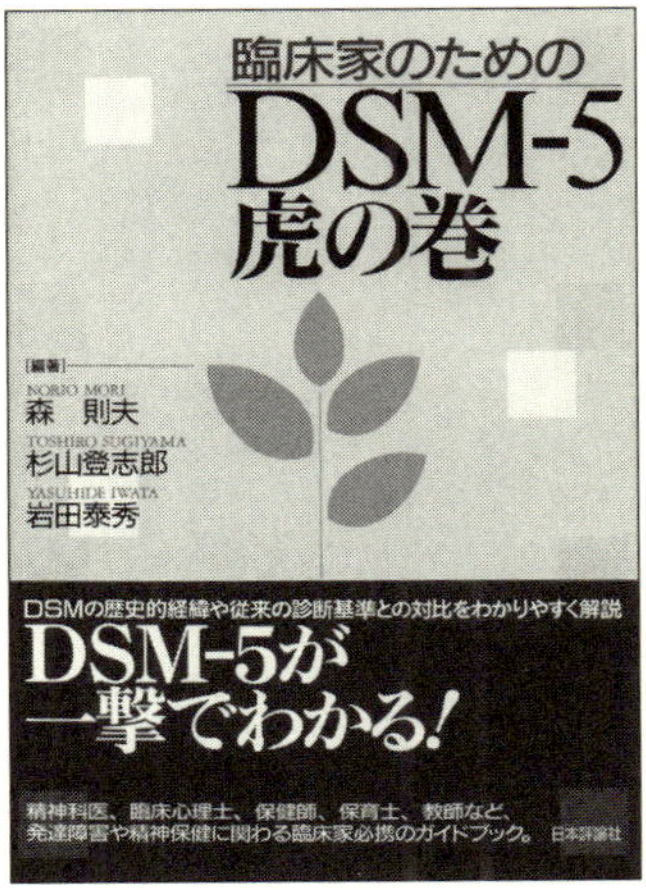

（14）ジークムント・フロイト（Sigmund Freud・一八五六～一九三九）によってはじめられた人間心理の理論と治療技法の体系。

科の収益力を守ることである』と」(『心の病』四〇五ページ)公言します。日本で電力会社がCMそのほかの広報活動を通してマスコミを支配し、国民を原発安全神話で洗脳していったように、APAと製薬会社はアメリカのメディア支配に乗り出し、「精神医療革命」の成果を人々に植え付けていったわけです。

SDM-Ⅲが出た同じ年に、「APA理事会は、製薬会社が年次総会で学術的シンポジウムを後援することを許可する決定を」(『心の病』四一一ページ)下しました。シンポジウムで講演した精神科医には二〇〇〇~一万ドルの謝礼が支払われ、製薬会社と精神科医の親密な関係が深まっていきました。

ついでAPAは、一九九四年に『DSM-Ⅳ』を出版し、『DSM-Ⅲ』より三二多い二九七の疾患を認定しました。そして、二〇〇〇年にはその改訂版である『DSM-Ⅳ-TR』が出版されました。こうしたなか、一九八七年に製薬部門の収益が二三億ドルにすぎなかったイーライリリー社は、一九八八年にSSRIのプロザックが発売されると、それだけで四年後の一九九二年に一〇億ドルの収益を上げました。また、一九九六年に非定型抗精神病薬のジプレキサが発売されると、これも一〇億ドルのヒット商品となり、二〇〇〇年にはイーライリリー社の収益は一〇八億ドルとなりました。同社の株式の時価総額は、一三年間に一〇〇億ドルから九〇〇億ドルへと九倍に伸びたのです。

ＤＳＭはアメリカ国内にとどまらず、国際的にも大きな影響力を行使しています。精神医療の診断基準には、ＤＳＭ以外にもＷＨＯによる「疾病及び関連保健問題の国際統計分類」（ＩＣＤ）がありますが、「精神医学研究においては、このＤＳＭを用いた診断を用いないと、国際的な学術誌の論文掲載が拒否されるという現実」（『虎の巻』二ページ）を考えると、アメリカの精神医学・精神医療が、日本はもちろん世界の精神医学・精神医療を支配していると言ってよいのではないでしょうか。

その一方で彼らは、精神医療の真実を語ろうとする者を徹底的に闇に葬っていきました。一九七一年、ＮＩＭＨの統合失調症研究センターの所長であったローレン・モッシャー（Loren Mosher）は、統合失調症の患者が病院でなく家庭にいたまま、専門家でないスタッフによる看護と投薬をしない環境で対照群と比較するプロジェクトを推進しましたが、ＮＩＭＨはこのプロジェクトを途中で打ち切り、モッシャーは職を追われています。

「モッシャーの追放は、生物医学的モデルを支持しない者に未来はないということを、精神医学の世界に生きる全ての者に思い知らせたのである」（『心の病』四〇五ページ）

また、デイヴィッド・ヒーリー（David Healy）は、イギリス精神薬理学会事務局長を務めるなどイギリス精神医学界の重鎮で、二〇〇〇年九月にはカナダのトロント大学教授への就任が決まっていたのですが、プロザックの訴訟で原告側に立ったり、一〇月に同大で開催されたシンポジウムでSSRIのリスクに言及したところ、一二月になって大学側から教授就任を拒絶されるという事件が起きています。

「ヒーリーは『今日の精神医学の思想統制のさまといったら、昔の東欧の社会統制にもひけをとりませんよ』と言った」(『心の病』四五六ページ)

日本も事情は同じです。「日本うつ病学会」という学会は、イギリスの製薬会社グラクソン・スミスクラインの支援を受けて、患者への啓発活動を主な目的として二〇〇四年に立ち上げられました。毎年開かれている総会では、ランチョンセミナーやディナーセミナーの共催者、寄付一覧や協賛一覧に各製薬会社の名前が連なっています。このような学会の名をかたる製薬会社の宣伝機関として、「日本不安障害学会」「日本精神保健・予防学会」「日本ADHD学会」などが次々と誕生しています。

向精神薬依存症と離脱症状を医原病と認めるDSM－5

二〇一三年五月、APAの『DSM－5』が『DSM－Ⅳ－TR』から一三年ぶりに改訂されて出版され、二〇一四年に日本語版が発行されました。ここでは『DSM－Ⅲ』以来の「カテゴリー診断に変わって、多元的(ディメンション)診断」(『虎の巻』六ページ)が採用されています。多元的診断とは、簡単に言うと「％表示によって重症度を見る」（『虎の巻』六ページ）ということで、診断項目を羅列するという従来からのアプローチは基本的に同じです。

一〇〇ページで統合失調症という病気に対する違和感について触れましたが、『虎の巻』では「統合失調症スペクトラム」という大きなカテゴリーに、統合失調型パーソナリティー障害、妄想性障害、短期精神病性障害、統合失調様障害、統合失調症という耳慣れない障害が多く含まれることになりました。このカテゴリーというのは「自閉症スペクトラム」と同じで、似ている症状の一連の連なりといった感じです。ますます、統合失調症とは何か訳が分からなくなります。

ちなみに『虎の巻』の解説によると、「大麻や覚せい剤中止後から一か月以上持続する精神病症状は、……統合失調症スペクトラムの診断となる」（一一一ページ）そうですから、ＤＳＭの科学的診断とは、病気の原因はいっさい問わず、発現する病状という現象のみに依拠していることがよく分かります。さすが、プラグマティズム[15]の国アメリカだけのことはあります。

また『虎の巻』では、「物質関連障害および嗜癖性障害群」というカテゴリーに「物質・医薬品誘発性精神疾患群」というのがあって、**表2**のような障害が挙げられ、それぞれ「中毒中の発

(15)　思考の意味や真偽を行動や生起した事象の成果により決定する考え方。一九世紀後半アメリカで生まれる。実用主義と訳される。

表2　物質関連障害および嗜癖性障害群

1. 物質・医薬品誘発性精神疾患群
物質･医薬品誘発性精神病性障害
物質･医薬品誘発性双極性障害および関連障害
物質･医薬品誘発性抑うつ障害
物質･医薬品誘発性不安症／物質･医薬品誘発性不安障害
物質･医薬品誘発性強迫症および関連症／物質･医薬品誘発性強迫性障害および関連障害
物質･医薬品誘発性睡眠障害
物質･医薬品誘発性性機能不全
物質･医薬品誘発性認知症または軽度認知障害

症」「離脱中の発症」もしくは「医薬品使用後の発症」に分けられています。

つまりこれは、ＡＰＡ自らが向精神薬の中毒性・依存性と離脱症状を認め、その症状自体を精神疾患としていることにほかなりません。向精神薬依存症と離脱症状を医原病として認めているのです。まさに、薬が病気をつくり、その病気がまた病気を生むという病の連鎖反応のようです。かくして、世の中に精神疾患患者があふれ、製薬会社と精神科医が高笑いしている図が浮かびあがってきます。

なんでも「障害」「病気」にしてしまうＤＳＭ

表3は、『虎の巻』に載っている大うつ病エピソードと正常な死別反応とを区別したものです。「大うつ病」の項目に掲載されている表で、そこには「正常な死別反応と思われるものに大うつ病エピソードが重畳《ちょうじょう》することもあるので注意せよ」との注釈がついています。

私の友人に、まさに「おしどり夫婦」と呼べる夫婦がいます。子どもはいませんが、猫が一匹います。**表3**の「死別反応における悲嘆」は、かわいがっていた猫が死んだときのペットロス症候群、そして「大うつ病エピソード」は夫婦のどちらかが先立ったときの残された配偶者の気持ちと置き換えられるかもしれません。どちらも、愛する身近な家族を失った者の気持ちとして理解できます。ただ、その悲しみの深さが違うだけです。

よく「恋の病はお医者様でも草津の湯でも治せない」と言いますが、もし私がDSMの選定委員だったら、「恋愛性気分変調症候群」や「失恋性うつ症」などという疾患をつくるのは朝飯前でしょう。

ところで、DSMこそが精神医学を科学たらしめる基盤であると信じて疑わない『虎の巻』の著者は、文部科学省の学習障害についての定義に噛みついて、「これでは発達障害のすべてではないか。こんな定義を使いつづけることが教育における科学の否定に直結しているのだ。ある高名な小学校校長の言によれば、教育は科学ではなく愛だそうである。もちろん愛がないのは困るが、科学を否定されるのも困る」(三五ページ)と怒っています。教育は科学でなければならないから、児童・生徒を科学的に観察し、DSMに基づいて障害のある子どもを早期に発見して、精神医療に結び付けて科学的な薬物治療を行え、ということのようです。

この高名な小学校校長が誰かは知りませんが、この文章を読むかぎり、校長は至極まっとうな

表3　死別反応と大うつ病の鑑別点

	死別反応における悲嘆	大うつ病エピソード
優勢な感情	空虚と喪失感	永続的な抑うつ気分 将来に幸せや喜びを予測できない
不快な感情の特徴	数日〜数週後には減弱する 時に、故人を思い出すことや故人を思い出させるものごとに関連して波のように押し寄せる	抑うつ気分は持続的である 特定の事象に結びついてはいない
他の感情	悲嘆の苦しみは、陽性の感情やユーモアを伴うことがある	全般的な不幸と絶望的な性質の感情である 陽性の感情やユーモアはない
思考内容	故人への思いや記憶	自虐的または悲観的思考の反芻
自己評価	多くは肯定的であり、自己を責めるとしても、故人と向き合えなかったという自身の失敗に対するものである	自身を無価値と考え、嫌悪する
自殺念慮	死を考えるのは故人との関係に焦点が当てられてのことである 故人に会いたいためのこともある	人生を終わらせたい なぜなら、自分は無価値だし生きるに値しないから、あるいは、死ぬことでしか今の苦しみから逃れられないから

出典：『臨床家のためのDSM-5　虎の巻』日本評論社、81ページ。

ことを言っていると思います。少し俗な言い方をすれば、教育の根本たる愛を否定したら、「金八先生」のすべての話は成り立たなくなるでしょう。三年Ｂ組の個性あふれる生徒たちは、見方を変えれば全員が問題児です。ＡＤＨＤやＬＤであり、タバコ使用障害であり、反抗挑戦性障害や間歇性《かんけつせい》爆発性障害であり、素行障害であるからスクールカウンセラーを通して地域の精神医療機関を紹介して、しかるべき薬物治療を施しておとなしくさせましょうということになるのではないでしょうか。ちなみに、今挙げた診断名は、すべて『ＤＳＭ－５』に掲載されているものです。

そうなれば、金八先生が悪戦苦闘する必要はないでしょうし、むしろ今の教育現場ではそうしてはいけないのです。悪戦苦闘する金八先生自身が、職員室の空気を読めないアスペルガー症候群か、反社会性パーソナリティー障害の疑いがあるから通院・休職する必要があるということになるのかもしれません。

なんだか、頭がおかしくなってきました。確かに、精神医学、精神医療の世界というのは普通じゃありませんね。

2 これ以上、被害者を出さないで！

ネット署名活動を開始

二〇一四年四月末、私はネット署名サイト「Change. Org」で以下のような署名活動をはじめました。

厚生労働省は精神安定剤や睡眠薬等（＝ベンゾジアゼピン系薬剤）の一か月以上の継続投与を禁止する行政措置を！

私は二〇〇〇年に自律神経失調症とパニック障害から心療内科を受診し、ベンゾジアゼピン系の抗不安薬とＳＳＲＩの抗うつ薬を常用するようになり、向精神薬依存症になってしまいました。……それらの薬の恐ろしさを知ったのは、つい二年ほど前のことです。そこで、薬をやめようと思い、ある医師の指導の下で半年間断薬を試みましたが、禁断症状のためについにやめることができませんでした。

私が禁断症状で苦しんだのはベンゾジアゼピン系薬剤です。この薬は抗不安薬（精神安定剤）としてうつ病・パニック障害・不安障害・統合失調症などの患者に精神科・心療内科で一般的に用いられているだけでなく、睡眠薬（睡眠導入剤）、あるいは慢性の痛みの鎮痛剤、抗けいれん薬など、精神科・心療内科以外の分野でも幅広く用いられています。

現在、このベンゾジアゼピン系薬剤（商品名は何十種類もあります）は日本で年間二〇億錠も消費されており、これは他国と比べて群を抜いています。日本ではこの十数年の間にうつ病患者の数が倍増して一〇〇万人を突破し、また高齢者の一割前後が睡眠薬を服用しているという実情もありますが、なんといっても、欧米諸国の多くが、この薬の依存性を問題視して、国の保健当局が数週間以上継続投与しないように勧告したりガイドラインを設けているのに対して、日本はそうした規制が一切ないばかりか、精神科・心療内科では不必要かつ有害ですらある多剤大量投与が広く行われているからです。

……こうしたベンゾ系薬物の依存症被害者の実数がはたしてどれくらいの数に上るのかの資料はありませんが、……そのうち長期服用により依存状態になっている患者＝薬害被害者の数は、少なく見積もっても百万人は下らないだろうと思われます。ただ、それによって直接的な死亡事故が続出することもなく、また、大部分の被害者が依存状態にあることを自覚していないために、大きな社会問題になっていないだけなのです。

……私たちのような被害者をこれ以上増やさないためにも、最優先課題として、日本も欧米諸国並みに、ベンゾジアゼピン系薬物の一か月以上の継続投与をやめるよう、全国の医師ーに対して、厚生労働省が法的措置も含む強力な指導をするよう要求したいと思います。

ようやく精神医療内部でも問題を認識

第1章でも書いたように、私は二〇一二年の秋から半年くらいかけた断薬との闘いに敗れて、次第に自分が向精神薬依存症者というよりも向精神薬被害者であると自覚するようになりました。そして、この被害の実態を社会に訴え、これ以上被害が広がらないために何ができるかを真剣に考えるようになりました。

ちょうどそのころ、精神医療の専門誌である〈臨床精神薬理〉（星和書店）が二〇一三年六月号で、「ベンゾジアゼピンと処方薬依存を巡る問題」という特集を組みました。この雑誌自体は、ファイザーや日本イーライリリー、グラクソ・スミスクライン、武田薬品など、名だたる製薬メーカーの向精神薬の広告で埋め尽くされている精神医療ムラの機関誌のような雑誌です。ある論文の「ベンゾジアゼピンの功罪」という表では、その利点として「常用量依存をおこすことにより、患者が受診を怠らない

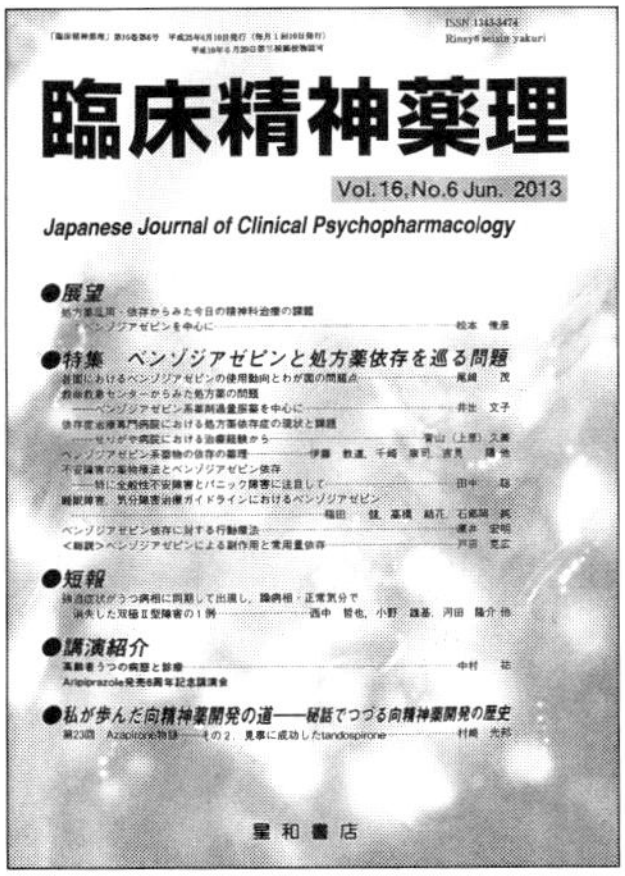

コラム8

認知行動療法と保険適用

これらのガイドラインでも、薬物療法と並んで認知行動療法などの精神療法が推奨されています。確かに2010年４月から認知療法・認知行動療法が保険適用になりましたが、適用になるのは医師の行為だけで、臨床心理士などのカウンセラーの行為は適用対象外です。また、「通院・在宅精神療法」の診療報酬は30分未満が330点なのに、30分以上でも400点にすぎないので、医師としては少ない時間により多くの患者を診れば診るほど儲かる仕組みになっています。

2008年に、通院精神療法の診療報酬は「5分を超えたときに限り算定する」と改定されましたが、逆にいえば診療時間が５分でも29分でも同じだということです。これでは十分な時間をかけて患者に精神療法を行う良心的な医師は少ないでしょうし、患者の側も自費負担でカウンセラーのカウンセリングを別途に受けられる人は少ないままでしょう。

ようになる」（五八ページ）などという聞き捨てならない記述が見られるなど、精神医療サイドに立って、ベンゾジアゼピンの問題点を洗い出すというスタンスの特集でした。この雑誌を読みながら、私は「精神医療内部でも、ついにベンゾジアゼピンの問題を等閑《とうかん》視《し》できなくなったか」と思ったものです。

また、同じ六月に厚生労働科学研究班・日本睡眠学会ワーキンググループによって「睡眠薬の適正な使用と休薬のための診療ガイドライン」（http://www.ncnp.go.jp/pdf/press_130611_2.pdf）が作成されました。内容はここで紹介するに値しません。なぜなら、あくまでベンゾ系をはじめとする睡眠薬の服用を前提としているからです。これを読んで睡眠薬の処方に慎重になる医師がどれだけいるかははなはだ疑問です。ただ、こうしたガイドラインが作成された背景には、ベンゾジアゼピンの依存性の問題が無視できなくなったということがあるのは確かです。

その前年である二〇一二年七月、日本うつ病学会は「大うつ病性障害の治療ガイドライン」(http://www.secretariat.ne.jp/jsmd/mood_disorder/img/130924.pdf)を発表したのですが、そのなかに以下のような記述があります。

「ベンゾジアゼピン系薬に関しては、依存性、認知機能障害、閉塞性睡眠時無呼吸症状の悪化、奇異反応などの可能性がある点に留意し、漫然と長期にわたり処方することは避けるべきである」

こうした精神医療内部でのベンゾジアゼピン系薬物に対する認識の変化とそれに対応したいくつかの動きについて、本書の「まえがき」でも触れたように、マスコミでの報道もいくつか見られるようになりました。

そこで、自分が断薬に失敗した最大の原因でもあるベンゾジアゼピンに焦点を絞って、何か行動を起こせないかと考え、ネット署名をすることを思いついたのです。紙の署名だと個人で行うには限界があり、それなりの組織がないと難しいですが、ネット署名なら一人でもできるのです。

また本来なら、薬害被害者として、国が依存症患者の減断薬に責任をもつことで、薬害被害者を認定して補償することなども要求したいところですが、より多くの署名を集めて国に実効性のある対策を促すべく、要求事項をベンゾジアゼピンの継続投与禁止の一点に絞ることにしました。

本書を読まれた方は、ぜひとも署名にご協力いただけるようお願いいたします。検索サイトで「Change.org」を検索し、同日本語サイトに入って再度検索ウインドウで「厚生労働省は精神安定剤」と入力して検索してください（二〇一五年四月末まで）。

原子力ムラと同じ構造の医療ムラ

朝日新聞は、二〇一四年七月二八日付の社説で「薬の研究不正　癒着許さぬ仕組みを」というタイトルを掲げ、次のように論じています。

製薬会社と医師、病院のもたれ合いは深刻な問題である。患者と国民を食い物にする癒着を断ち切る方策が必要だ。製薬大手ノバルティスの高血圧治療薬ディオバンをめぐる論文不正問題で、東京地検は会社と元社員を起訴した。会社ぐるみの不正だった疑いがきわめて濃厚になったが、起訴の罪名は薬事法の虚偽広告などでしかなく、罰則も軽い。会社は不正で巨利を獲得し、医師らにもその一部が回る。そうした構造を土台から崩す仕組みづくりを、厚生労働省を中心に急がねばならない。

　製薬会社による研究不正は、次々に明らかになっている。国内トップの武田薬品工業は高血圧治療薬の臨床研究に、組織的に不適切な関与をしていたと発表した。研究結果と異なる学会発表資料をまとめ、販売の宣伝に転用していた。協和発酵キリンも貧血治療薬の臨床研究で、販売促進の目的で研究計画をつくったり、データを解析したりしていた。ブリストル・マイヤーズ社員による不適切な関与も見つかった。

　ノバルティスの問題が初めて新聞で報じられたとき、私はそれまでにデイヴィッド・ヒーリーの本などでアメリカを中心とした製薬会社と学会・医師の癒着ぶりを読んでいたので、まったく

社説 Editorials

薬の研究不正

癒着許さぬ仕組みを

　製薬会社と医師、病院のもたれ合いは深刻な問題である。患者と国民を食い物にする癒着を断ち切る方策が必要だ。

　製薬大手ノバルティスの高血圧治療薬ディオバンをめぐる論文不正問題で、東京地検は会社と元社員を起訴した。

　会社ぐるみの不正だった疑いがきわめて濃厚になったが、起訴の罪名は薬事法の虚偽広告などでしかなく、罰則も軽い。

　会社は不正で巨利を獲得し、医師らにもその一部が回る。そうした構造を土台から崩す仕組みづくりを、厚生労働省を中心に急がねばならない。

　製薬会社による研究不正は、次々に明らかになっている。

　国内トップの武田薬品工業は高血圧治療薬の臨床研究に、組織的に不適切な関与をしていたと発表した。研究結果と異なる学会発表資料をまとめ、販売の宣伝に転用していた。

　協和発酵キリンも貧血治療薬の臨床研究で、販売促進の目的で研究計画をつくったり、データを解析したりしていた。ブリストル・マイヤーズ社員による不適切な関与も見つかった。

　ひとを対象にした臨床研究で不正をし、製品を不当に売り込むのは、患者に対する裏切りであるだけでなく、健康保険の財政を蝕む。つまり国民からの詐取行為といっていい。

　最も注意を要する個人の病気に関する情報が、製薬会社側に漏れていたケースもあった。

　なのに、同時に得た大量の副作用情報は、厚労省への報告義務を無視していた。社会的倫理の欠如というほかない。

　一連の問題は、法規制の緩い医師主導の臨床研究が、製薬会社と医師の癒着の道具に成り下がる危険性を示している。

　ディオバンの研究で中核となった5大学への奨学寄付金は、02～12年の総額で約11億3千万円。一方、ディオバンの売り上げは単年で約1千億円だから、ノバルティスが不正で得た利益はけた違いに大きい。

　これに対し薬事法違反の罰金は200万円以下に過ぎない。

　不正利得を許さない法制度は何としても必要だろう。米国では近年、製薬会社が30億㌦の和解金を払ったこともある。

　医師の不正関与を防ぐには、奨学寄付金など不透明な資金提供をやめ、製薬会社の委託研究として実施するべきだ。

　患者が各病院を信頼し研究に協力する以上、信頼を裏切った病院に組織としての責任を問う制度も検討が必要だ。

　医療の発展は阻害せず、しかし不正は許さない。そんな仕組みをしっかりつくりたい。

2014・7・28

〈朝日新聞〉（2014年7月28日付）

驚きませんでした。むしろこれは、氷山の一角だと思っていましたが、やはりそのとおりでした。

　では、肝心の日本の精神医療の世界はどうなのでしょうか。星和書店が出している専門誌〈精神科治療薬〉の二〇一〇年三月号で、「精神科医が薬を処方する前に考えるべきこと」という特集のなかで面白い論文を見つけました。江口重幸という精神科医が書いた「グローバルな製薬企業と精神科臨床」という論文です。

「今日、日本の（精神科医に限定されない）医師全般が経験する学術研究会や学会セミナー、あるいは学会や学術雑誌の多くは、製薬企業の主催や後援で成り立っている。そうしたサポートがなかったら現行の研究会の約八割は消滅することになるだろう。さらに有形無形な形での利益供与がなされていて……」、「こうした企業と医師との関係の基盤には、簡単に言えば臨床の場がまさに製薬企業のマーケットであるという事実が存在する。このような現状にもかかわらず、筆者を含め多くの医師は、自分の臨床的判断や医療観は市場原理などに左右されない、『学問的・科学的』領域の側にあると考えている」として、「六一パーセントの医師は製薬会社からの働きかけにより自分は影響されないと考えているが、自分以外の他の医師も影響を受けないと思っている者は一六パーセントに過ぎなかった」（一一一〜一一三ページ）という調査結果を紹介しています。

　いやはや、なんともあっけらかんとした告白で、身も蓋もないと言ったところでしょうか。この雑誌が刊行されたのは二〇一一年三月、三・一一の一年前です。学術誌という精神医療ムラの身内の場なので、なんの罪の意識も後ろめたさもなくこんな正直な告白をしてしまったのでしょう。罪悪感の麻痺、倫理意識の崩壊は原子力ムラを想起させます。

一三八ページに挙げた、星和書店が発行している〈臨床精神薬理〉という雑誌を初めて見たとき、各製薬会社の向精神薬の全面カラー広告のオンパレードに度肝を抜かれました。この雑誌がどれほどの部数を刷っているのかは分かりませんが、きわめて専門的内容の学術誌ですから、数万部とか一〇万部ということはありえないでしょう。もちろん、広告を出稿しているメーカーもそうそうたる顔ぶれで、ある種の違和感を覚えずにはいられませんでした。ところが、江口医師によれば、「ほとんどの学術雑誌には薬の宣伝が数多く掲載されている。しかし製薬企業が力を入れているのはそうした宣伝ではなく、掲載されている論文の臨床試験のほうだ」（〈臨床精神薬理〉二〇一〇年三月号、一五ページ）というのです。広告と論文は表裏一体の関係ということなのでしょう。

なお、ノバルティスの一件で、製薬会社七二社は業界の自主ルールとして、医師への謝金を個人別に開示することになったという記事が、二〇一四年七月一〇日の朝日新聞に載っています。

製薬企業が二〇一三年度に医師らに支払った講師謝金・原稿執筆料などの情報公開が、業界の自主ルールに基づき今月から始まる。今年から、医師個人別の金額も開示される。法で

開示を定めた米国に比べて不十分だ。製薬大手ノバルティスファーマが資金提供した大学の臨床研究でのデータ不正が明るみに出たが、透明性の確保とはほど遠い。

公開するのは、日本製薬工業協会に加盟する七二社。製薬協は一一年、『透明性ガイドライン』を作成。前年度分を翌年に公開することにした。初公開は昨年で、二〇一二年度分は企業ごとの総額を各社のホームページで示した。朝日新聞の集計では、医師への講師謝金・原稿執筆料は計約二六七億円に上った。


（中略）

昨年公表された七〇社分をみると、製薬企業から医師や医療機関への二〇一二年度の資金提供は全体で四七九三億円。厚生労働省や文部科学省など国の医療分野の研究開発関連予算の合計二一〇〇億円（二〇一四年度）の二倍以上だった。（後略）

これはもはや、原子力ムラと同じ構造

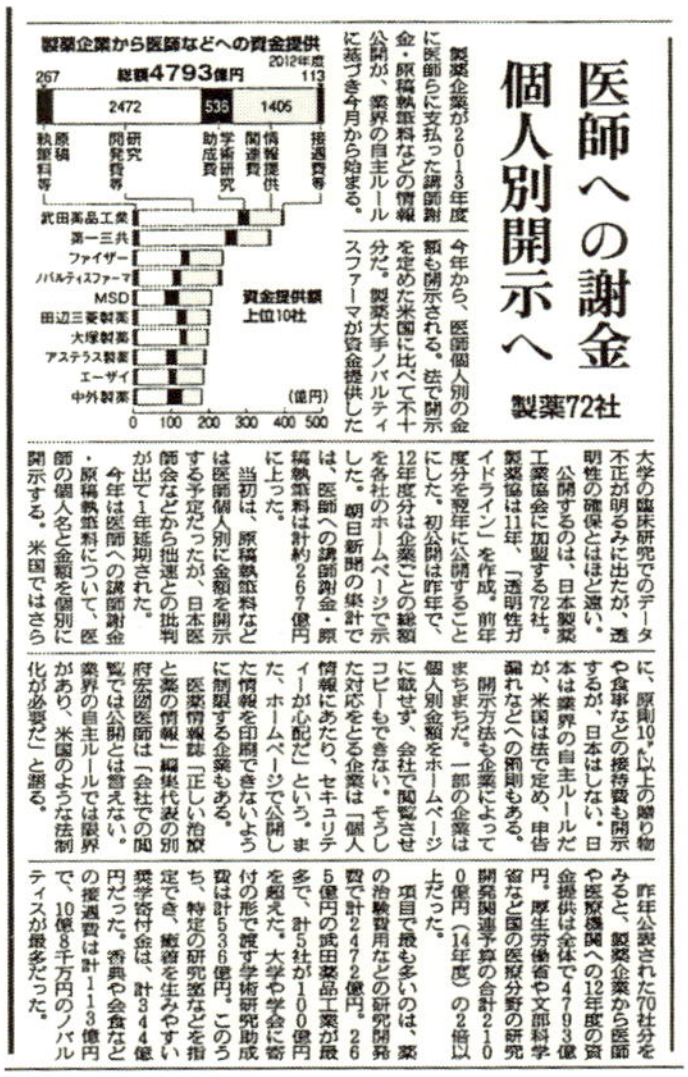

医師への謝金　個人別開示へ

製薬72社

製薬企業が2013年度に医師らに支払った講師謝金・原稿執筆料などの情報公開が、業界の自主ルールに基づき今月から始まる。


今年から、医師個人別の金額も開示される。法で開示を定めた米国に比べて不十分だ。製薬大手ノバルティスファーマが資金提供した大学の臨床研究でのデータ不正が明るみに出たが、透明性の確保とはほど遠い。

公開するのは、日本製薬工業協会に加盟する72社。製薬協は11年、「透明性ガイドライン」を作成。前年度分を翌年に公開することにした。初公開は昨年で、12年度分は企業ごとの総額を各社のホームページで示した。朝日新聞の集計では、医師への講師謝金・原稿執筆料は計約267億円に上った。

当初は、原稿執筆料なども医師個人別に金額を開示する予定だったが、日本医師会などから拙速との批判が出て1年延期された。

今年は医師への講師謝金・原稿執筆料について、医師の個人名と金額を個別に開示する。米国ではさらに、原則10㌦以上の贈り物や食事などの接待費も開示するが、日本はしない。日本は業界の自主ルールだが、米国は法で定め、申告漏れなどへの罰則もある。

開示方法も企業によってまちまちだ。一部の企業は個人別金額をホームページに載せず、会社で閲覧させコピーもできない。そうした対応をとる企業は「個人情報にあたり、セキュリティーが心配だ」という。また、ホームページで公開した情報を印刷できないように制限する企業もある。

医薬情報誌「正しい治療と薬の情報」編集代表の別府宏圀医師は「会社での閲覧では公開とは言えない。業界の自主ルールでは限界があり、米国のような法制化が必要だ」と語る。

昨年公表された70社分をみると、製薬企業から医師や医療機関への12年度の資金提供は全体で4793億円。厚生労働省や文部科学省など国の医療分野の研究開発関連予算の合計2100億円（14年度）の2倍以上だった。

項目で最も多いのは、薬の治験費用などの研究開発費で計2472億円。265億円の武田薬品工業が最多で、計5社が100億円を超えた。大学や学会に寄付の形で渡す学術研究助成費は計536億円。このうち、特定の研究室などを指定でき、癒着を生みやすい奨学寄付金は、計344億円だった。香典や会食などの接遇費は計113億円で、10億8千万円のノバルティスが最多だった。

〈朝日新聞〉（2014年7月10日付）

的な問題です。厚生労働省、製薬業界、学会・医師など、医療ムラの解体的な改革なくしては、薬をめぐる問題は解決できないでしょう。

自動車、金融・保険と並ぶ広告量

二〇一二年のテレビ・ラジオ・新聞・雑誌を合わせた業種別広告費を見ると、薬品・医療用品は一四五九億七〇〇〇万円で、自動車・同関連品、金融・保険と同程度で、全広告費の五・三パーセントを占めています（電通調べ）。三・一一以後に発覚した、原子力ムラが多額の広告料金を支払うことでマスコミの口を塞いでいたという事実は記憶に新しいですが、同じように医療に関しても、なにか副作用などの重大事故が起きれば報道されますが、向精神薬の問題をはじめとした本質を衝くような鋭いニュースは取り上げづらい構造になっているようです。

薬品・医療用品の広告といっても、その大部分はかぜ薬や胃腸薬などの市販薬です。ですから通常、処方薬に関する広告というは、病気の啓発キャンペーンやジェネリック医薬品のCMのように、一見すると中立性を装った公共CMのような形態をとるのが一般的です。そうした広告の成功例として、女優の木の実ナナさんを使った、「私は、バリバリの『鬱』です」の塩野義製薬の広告や、うつは心の風邪キャンペーンがあり、一九九九年のSSRIの日本での認可以来、患者数が二・四倍に、そして売上は五倍にも増えています。

コラム 9

自死者の７割は死亡時に精神科受診

全国自死遺族連絡会(*)の調査によると、2008年１月から2010年３月までに自死した883人のうち、71.6%に当たる632人が死亡時に精神科を受診していたと言います。また、その後3,000人の調査で、20代、30代の自死者の99%が精神科受診中であったことが分かりました。

「13歳。いじめで不登校ぎみでした。カウンセリングを受けるように学校から言われ、スクールカウンセラーと面談、その後、児童精神科医が勤務する病院を勧められ、受診したところうつ病との診断を受け、すぐに入院。２か月後に病院で、４階にある風呂場から真っ裸で飛び降りました。病院は不審死として処理をしています。一日15錠の処方を受けていました」

「学生。就職活動がうまくいかずに眠れない日が続き、受けた精神科医療機関で、不安薬や睡眠剤の処方を受けました。その後次々とくすりが増え、幻覚が起こり幻聴も聞こえるようになって、統合失調症と診断が変わったのです。そして、自死。亡くなった当時は一日27錠のくすりを処方されていました」（『くすりにたよらない精神医学』21ページ）

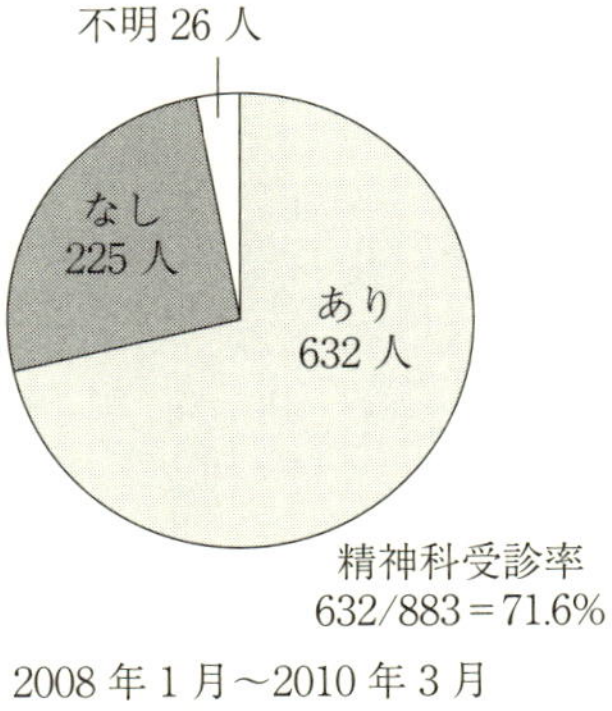

図５　自死者の精神科への受診の有無
2008 年 1 月～ 2010 年 3 月
出典：全国自死遺族連絡会

（＊）　全国自死遺族連絡会は、自死遺族の相互交流を深めることによって、遺族自身がまず元気に生きていくことを目的とする会
連絡先：田中幸子　　TEL/FAX：022-717-5066

図6　1975年から1998年までのイギリスの抗うつ薬の処方量

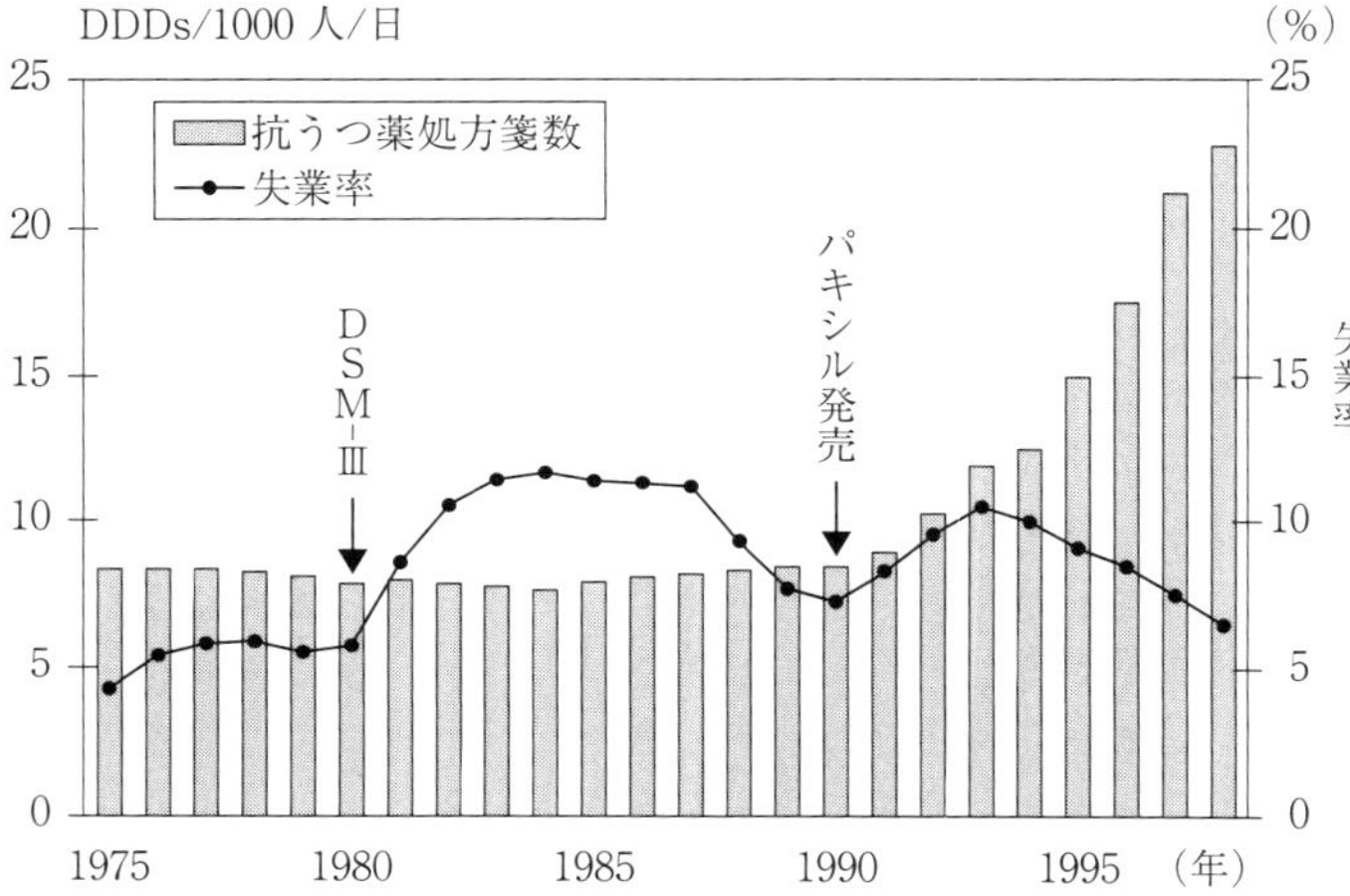

出典：冨高辰一郎「統計からうつ病患者の増加を検証する」2013より。

よく、うつ病の増加は失業や労働環境の悪化など、経済状況と密接な関係があるように言われます。実際、日本でうつ病患者が激増した時期は、非正規雇用労働者の割合が増加し、失業率が増えた時期と重なります。しかし、ここにそれとはまったく異なる資料があります。一九七五年から一九九八年までの二四年間のイギリスにおける抗うつ薬の処方数と失業率の変化を重ねたグラフです。

これを見ると、一九七五年から一九九〇年までの一五年間は、失業率に変化はあるものの抗うつ薬の処方数は一定です。ところが、一九九〇年にＳＳＲＩのパキシルが発売されると、その後、失業率は一九九三年まで増加しますが、その後減少に転ずるにもかかわらず抗うつ薬処方数は上昇を示し、わずか八年の間に二・四倍を超えます。このことからも、日本でＳＳＲＩ認可後の一〇年間にうつ病患者が二・四倍に増えたのは、決して経済的要因が大きく作用していないことが分かります。

しかし、二〇〇〇年代に増加を続けたうつ病患者数は、二〇〇八年の一〇四万人をピークに漸《ぜん》減《げん》に転じました。そこで知恵を絞った塩野義製薬と日本イーライリリーは、二〇一三年一〇月に「うつの痛み疾患啓発活動キャンペーン」を開始して、テレビでスポットＣＭを流したり、新聞に全面広告を載せたりしました。

余談になりますが、このＣＭのナレーションを担当したのが、三・一一以来、ツイッターやフェイスブックで脱原発を積極的に訴え、脱原発のドキュメンタリー映画にも出演したことのある女優Ｍでした。私はそのことにショックを覚え、彼女にツイッターやフェイスブックで直接このＣＭの問題性を訴え、精神医療の世界が原子力ムラと同じであることを説きましたが、当然のごとく無視されました。

その彼女の美声によるナレーションは次のようなものです。

「うつは、どこがつらくなるでしょう？　さまざまなところです。うつは、誰がつらくなるでしょう？　さまざまな人です。あまり知られていませんが、うつ病には、頭の痛みや肩の痛みといった体の症状も表れます。

でも、悩まないで。うつ病は、心だけでなく、体の痛みも治療ができます。まずはＷＥＢでお近くの専門医を探してください。うつはつらいものです。でもあなたが苦しむ必要はありません」

抗議を受けてCMの一部変更

私はこのCMを見てから三回も自身のブログで取り上げ、塩野義製薬と日本イーライリリーを批判しましたが、同じような声はあちこちから上がったようです。二〇一四年二月一日の読売新聞に、次のような記事が載りました。

結局、このCMは半年ほど流れましたが、多くの批判を受けて消えていきました。もはや患者は、一〇年前のようにはだまされません。精神医療の嘘に気付きつつあるのです。こんな姑息なキャンペーンで、うつ病患者がこれ以上増えることはないでしょう。

前述した『DSM－Ⅳ－TR』では、「気分が落ち込む状態が長期にわたって持続して気分が明るくならないが、好きなことをしているときなどには気分が明るくなるようなタイプのうつ病」が、「非定型うつ」（新型うつ）と定義されたのですが、これが欧米から一〇年遅れで訪れた日本のうつ病ブームのなかで病気を量産する役目を果たしました。なんとも言っても「心の風邪」と言うぐらいですから、誰でもかかりうるというわけで、第2章で取材に応じてくれた人のなかにも、なんとなく憂うつな状態で体調がすぐれず、メンタルクリニックを受診したという人が複数いました。

うつ治療啓発CM 抗議で変更 製薬会社

「体の痛み 根拠ない」患者・医師

「うつの痛み」をキャッチフレーズに、製薬会社が昨年10月からテレビCMなどで続けるうつ病啓発キャンペーンに対し、医師や患者、家族から抗議の声があがり、ナレーションが一部変更された。CMは、体の痛みをうつ病の主症状のように伝えたが、国際的な診断基準に体の痛みはない。「体の痛みで落ち込んだだけでうつ病にされる。薬を売るための過剰啓発だ」との厳しい批判もある。

キャンペーンは、糖尿病性神経障害の痛みと、うつ病の両方に処方できる抗うつ薬「サインバルタ」を販売する塩野義製薬と日本イーライリリーが共同で展開。頭痛や肩の痛みもうつ病の症状のひとつとして、うつ病の治療で体の痛みも治療ができると呼びかけている。

フジ虎ノ門健康増進センターの[redacted]センター長（精神科医）は「体の痛みを抱えるうつ病患者は多いが、うつ病が体の痛みを生むという科学的証拠はない。不適切だ」と指摘する。

抗議を受け、1月初め、「痛みといった体の症状も表れます」と断定していたCMのナレーションが、「表れることもあります」に変わった。

塩野義製薬広報部は「高知大の研究で、痛みに悩むうつ病患者が多いと分かったため啓発した。しかし、体の痛みが国際的な診断基準になく、うつ病の主症状でないことは確かで、『うつの痛み』という言葉の変更を含め検討したい」と話している。

〈読売新聞〉（2014年2月1日付）

しかし、本来のうつとは、野田正彰医師によると「原因もなく感情が湧かず、内的な空虚感を強く抱く。喜びを感じなかったり、滑稽なTV番組をみて笑えなかったりするだけでなく、活き活きとした悲しみの感情も十分に湧いてこなく」(『うつに非《あら》ず』三四ページ)なるものなのです。

エビリファイで過去最高益を記録した大塚製薬

大塚製薬が開発した非定型抗精神病薬に「エビリファイ」という薬があります。二〇〇六年に統合失調症の治療薬として認可され、二〇一三年には日本でもっとも優れた発明に贈られるとされる「恩賜発明賞」および「発明実施功績賞」を受賞しています。そして、二〇一二年に双極性障害の躁症状の改善での効能追加に次いで、二〇一三年にはうつ病・うつ状態の効能追加の承認も受けました。

なぜ、躁状態の改善とうつ病・うつ状態の両方に効くのか私にはまったく分かりませんが、この薬は海外でも開発の功績が認められて、フランスで画期的な医薬品を開発した者に贈られる「ガリアン賞」を受賞し、二〇〇九年にはアメリカで自閉症児の癇癪《かんしゃく》を抑制する薬として承認されました。そのおかげで大塚ホールディングスは、二〇一三年、過去最高益の一兆四五二七億円という売上と、一五〇九億円の純利益を上げています。

しかし、このエビリファイには、糖尿病患者に投与すると高血糖症から死に至ることがあったり、肝機能障害を起こす恐れもあるなど重大な副作用が警告されています。そして、第2章の吉岡さんの例（七四ページ）や第3章1で見たように、抗精神病薬がほかの向精神薬とカクテルでうつ病患者に投与されると重篤な精神症状を引き起こしかねないのです。

厚生労働省は、二〇一四年四月一七日、四週に一回投与の持効性注射剤の統合失調症治療薬として売り出されたヤンセンファーマの「ゼプリオン水懸筋注《すいけんきんちゅう》」を使った患者が、販売開始から五か月間で二一人が死亡したと発表しました。日本以外の国で、このような短期間で多数の死亡例が報告されていないこと、さらに、詳しい情報が公開された一四例中一二例が多剤併用であったことから、日本で意味なく日常的に行われている多剤大量投与が死亡に関係していることが疑われます。いずれにしろ、このような死亡事故が欧米で起きれば、いえ、日本でさえ向精神薬以外の薬剤であれば必ず薬害訴訟が提起されるはずです。

日本では今後、ベンゾジアゼピンの投与が慎重になる代わりに抗精神病薬がさまざまな患者に広く使われるようになる危険性があると思います。それでは、ベンゾジアゼピンの依存症問題が解決へ向けて歩を進めても、また別の薬害問題が生じるだけです。あくまでも、ベンゾジアゼピンへの規制は向精神薬全体の規制への第一歩でなければなりません。

ブラッククリニックに多い「なんちゃって心療内科医」

心療内科や精神科クリニックをはしごするうちに、私は「心療内科の医師なら自分にだってできる。いや、彼らよりもっとうまくできる」と思うようになりました。いつまで経っても症状がよくならないのに、どの病院へ行っても根本的な治療を受けることができず、数分間の診察で症状の変化を聞かれては、「では、またいつものようにお薬を出しておきましょう」と言われることが繰り返され、医師や医療に対して不信感を募らせていくようになったからです。

確かに、患者のなかにはとても重症で手に負えないという人もいるでしょう。しかし、大半の患者は、うつかパニック障害、不眠症などだと思われます。もし、どうしても手に負えない患者がいたら、提携する精神科病院に紹介状を書けばすむことです。あとの患者に対しては、抗うつ薬、抗不安薬、時には抗精神病薬を適当にブレンドして処方すればいいだけなのです。

このときの私の思いは、あながち的外れな空想ではありませんでした。実は、日本では医師の資格さえあれば、歯科と麻酔科以外は受けてきた専門教育や研修とは関係なく、法律で定められた科であれば何科で開業してもいいのです。つまり、産婦人科はきついからだとか、小児科だと儲からないからという理由で心療内科クリニックを開くことも可能なのです。

しかし、精神科の場合ですと「精神保健指定医」という資格がありますし、先に述べたように、かなり重症の患者が来ることも考えられますから、儲けることだけを目的としている医師は心療内科の看板を掲げるケースが多いようです。戸田克広医師は、『抗不安薬による常用量依存』（ブクログ版電子書籍）のなかで次のように述べています。

「つまり、心療内科という標榜をしている医師は心療内科の訓練を受けた医師（心療内科医）、精神科の訓練を受けた医師（精神科医）、心療内科医でも精神科医でもない医師（なんちゃって心療内科医）の三種類の医師に分類される」（第七章「抗不安薬を中止する方法」）

となると、三分診療や一〇剤以上を処方するようなブラックメンタルクリニックの医師は、この「なんちゃって心療内科医」である可能性が大きいということになります。

そのほかにも、精神科や心療内科が他科と比べておいしいというのは、まず初期投資が格段に安くすむという事情があります。たとえば、消化器外科だったら胃のレントゲン室や内視鏡など高価な機材や装備が必要になります。内科でさえ、胸部レントゲン室、心電図装置などが最低限必要となるでしょう。それと同時に、クリニックの広さも一定以上確保しなければなりません。

私は、大学を卒業してから一〇年間ほど出版業界で働いていました。そのときよく耳にしたのが、「出版社は椅子と机と電話一本さえあればできる」という言葉でした。実際、社長一人で経営している出版社なら、小さな事務所を借りれば十分なのです。もちろん、つくった本を保管しておく倉庫も必要となりますが、それも一定のマージンを払って販売をほかの出版社へ委託して、自分は制作と編集に専念するという方法もあります。

つまり、メンタルクリニックもこのような状態と大差がないのです。受付と待合室、診察室と事務室くらいのスペースがあれば十分で、機材などは一切必要としないのです。次章で登場する銀谷翠医師によれば、メンタルクリニックは一〇〇〇万円あれば開業でき、二年で資金を回収できるそうです。おそらく、一〇〇〇万円というのは都心の一等地の話で、地方で最低限の設備ではじめたら、もっと少額ですむのではないでしょうか。

とはいえ、心療内科医という職業は、私が思ったように誰もができるわけでないことも確かです。心療内科医になるためには、まず医学部を卒業して医師免許を取らなければなりません。そのためには、一生懸命勉強して大学の医学部に入らなくてはいけません。しかも、ほかの学部と違って六年間通う必要があります。ただし、それさえクリアしてしまえば、製薬会社と厚生労働省がどんどん精神疾患患者をつくり出して送り込んでくれます。そして、「常用量依存を起こすことにより、患者が受診を怠らないようになる」というわけです。

実際、メンタルクリニックに予約の電話を入れても、「一か月待ち」と言われることがたびたびでした。最近では、うつ病キャンペーンの威力が衰える一方で、あまりにメンタルクリニックが増えすぎたせいで過当競争に陥り、閑古鳥の鳴いているクリニックがあるかもしれませんが、うつ病患者が一気に二・四倍に増えた二〇〇〇年代はずっとそんな調子でした。

しかも精神科医・心療内科医は、一般的な診療報酬の点数が内科医の三倍だというのです。そして、患者への対応は三～五分間話を聞いて、多剤処方のトコロテン式診療でいいわけですから、合法的な商売としてこれ以上の仕事はないでしょう（もっとも、二〇〇八年に、通院精神療法の診療報酬は「五分を超えたときに限り算定する」と改定されています）。

もちろん私とて、全員がブラック医師だとは思っていません。なかには、気高い志をもって精神科医や心療内科医になり、一生懸命患者を治そうと心砕いている良心的な医師が少なからずいることを知っています。また、問題だらけの向精神薬を使わない精神医療を実践している医師が少数とはいえ存在していることも事実です。

厚生労働省「適切な向精神薬使用の推進」のお粗末な中身

ここ数年、医療全般への国民の不満や批判が高まるにつれて精神医療への疑問も提起されるようになり、国や厚生労働省が現状を放置しておけなくなっていることも事実です。二〇一〇年に内閣府が展開した睡眠キャンペーンでは、「医師が処方する睡眠薬はベンゾジアゼピン系作動薬であり、耐性や依存性が出現しにくいなど副作用が少なく、より安全な薬です」などと驚くべきことを述べていました。その反省からか、二〇一三年の厚生労働科学研究班・日本睡眠学会ワーキンググループ作成の「睡眠薬の適正な使用と休薬のための診療ガイドライン」では、「現在用いられている大部分の睡眠薬には強い依存性はありません」と、少し慎重な表現に改められまし

表４

項目	点数
精神科継続外来支援・指導料	
当該患者に対して、１回の処方において、３種類以上の抗不安薬、３種類以上の睡眠薬、４種類以上の抗うつ薬又は４種類以上の抗精神病薬を投与した場合	0
処方料	
①　３種類以上の抗不安薬、３種類以上の睡眠薬、４種類以上の抗うつ薬又は４種類以上の抗精神病薬の投薬を行った場合	20
②　①以外の場合で、７種類以上の内服薬の投薬（臨時の投薬であって、投薬期間が２週間以内のものを除く）を行った場合	29
③　①または②以外の場合	42
処方せん料	
①　３種類以上の抗不安薬、３種類以上の睡眠薬、４種類以上の抗うつ薬又は４種類以上の抗精神病薬の投薬を行った場合	30
②　①以外の場合で、７種類以上の内服薬の投薬（臨時の投薬であって、投薬期間が２週間以内のものを除く）を行った場合	40
③　①または②以外の場合	68

た。とはいえ、国や学会の変化というのはせいぜいこの程度のものにしかすぎません。

厚生労働省は、二〇一四年度の診療報酬改定にあたって「適切な向精神薬使用の推進」を掲げました（施行は同年一〇月一日）。ここでポイントとなるのは、抗不安薬、睡眠薬は三種類、抗うつ薬、抗精神病薬は四種類以上を投与した場合は算定しないとした点です（**表4**参照）。

ところが、同省がその根拠として掲げている資料によると、二〇〇九年に三剤以上の多剤処方が行われていた抗不安薬は一・九パーセント、睡眠薬は六・一パーセント、四剤以上の多剤処方が行われていた抗うつ薬は一・七パーセントであり、三剤以上の多剤処方が行われていた抗精神病薬は八・五パーセントなので、四剤以上はもっと少ないものと推測されます。

こうして見ると、睡眠薬の六・一パーセントだけが若干高い数値を示しているがゆえに、前述の「睡眠薬の適正な使用と休薬のための診療ガイドライン」が出されたとも考えられます。

結論的に言えば、今回の改定で影響を受けるのは一〇種類以上の多剤大量処方を行っている、ひと握りの超ブラッククリニックにすぎないということです。つまり、厚生労働省は、近年高まりつつある精神医療現場における多剤大量処方に対する批判を、こんな弥縫策《びほうさく》でお茶を濁そうとしているのです。しかも、これにはいくつかの例外規定があり、「五年以上の臨床経験、三年以上の精神科の診療経験、主治医としての治療経験、研修の修了」などの条件を満たす医師は、抗うつ薬と抗精神病薬にかぎりいくらでも投薬できる独裁的権限を与えるということですから、恐

図 7 「診療報酬データを用いた向精神薬処方に関する実態調査研究」(2010)

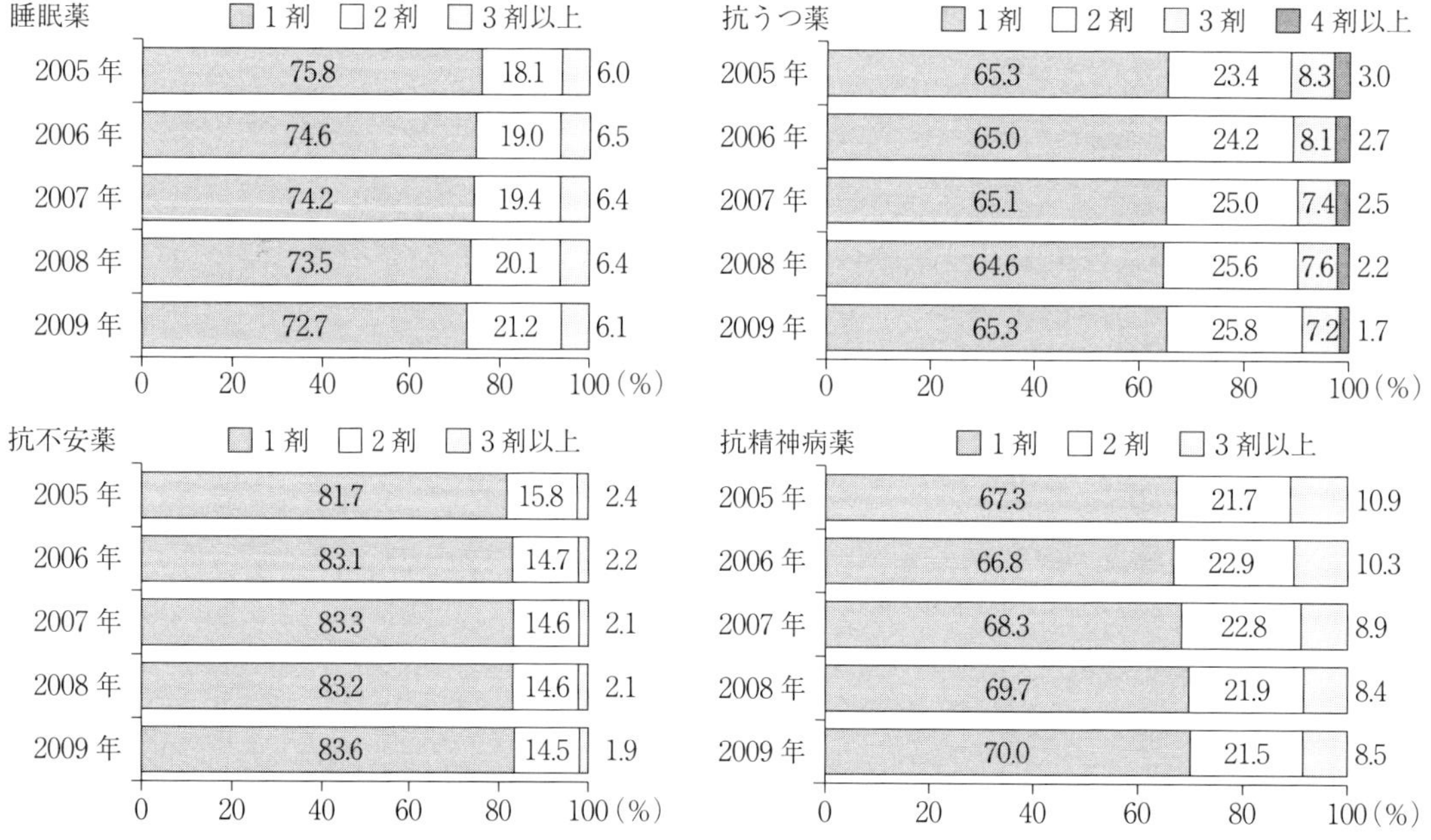

厚生労働科学研究費補助金厚生労働科学特別研究事業「向精神薬の処方実態に関する国内外の比較研究」
平成 22 年度総括・分担研究報告書より。

ろしいとしか言いようがありません。

この診療報酬の縛りによって、最大で「抗不安薬二剤＋睡眠薬二剤＋抗うつ薬三剤＋抗精神病薬三剤＝一〇剤」の薬剤が処方されても、適正なものとして精神科継続外来支援・指導料が算定され、さらにそのうち六種類までにブレンドして押さえれば、処方料、処方せん料も減点されずにすむというわけです。なんと、製薬業界と精神科医・心療内科医に優しい心遣いでしょうか。

私自身、厚生労働省の認定する平均力価以下の抗不安薬一剤、抗うつ薬一剤、そして調子の悪いときだけ抗精神病薬一剤という三剤を一〇年以上飲み続けたことで立派な常用量依存症となり、断薬することができませんでした。つまり、最低限の服用だったとしても、医師によって漫然と数年にわたって薬を投与され続ければ、断薬するためにかなり苦しむことになるということです。

ベストセラーになった近藤誠医師の『医者に殺されない47の心得』（アスコム、二〇一二年）の「心得12」には、「一度に三種類以上の薬を出す医者を信用するな」とあり、「薬は毒物です。すべてに副作用のリスクがあります。少量、短期の服用なら、肝臓や腎臓が毒物を処理してくれることが多い。しかし習慣化すると、副作用が確実に現れます。そして短期でも、少量でも、服用する人の健康状態にも関係なく、薬が毒物である以上、いつ副作用となって現れるかはまったく予測がつきません」（六九ページ）と書かれています。

向精神薬にこそ、この毒物の規定がぴったり当てはまります。そもそも、同一系統の薬をいくつも使うことのエビデンス（科学的根拠）はありません。また、ＳＳＲＩとベンゾジアゼピン、さらには抗精神病薬をブレンドして使うことのエビデンスもはっきりとしていません。

仮にＳＳＲＩの有効性を認めたとして、その効き目が現れるには数週間の時間がかかるので、それまでの苦しい症状を落ち着けるためにベンゾジアゼピンを使うというような場合だったら、それなりに合理性が認められます。しかし、たいていの医師は、ＳＳＲＩの効果が出てくるころというのがベンゾジアゼピンの依存性が生じてくる時期であるにもかかわらず、両剤の併用をやめようとしません。そもそも、最初はもっとも症状に合った一剤を投与して様子を見て、合わないようだったらそれはやめて、ほかの薬に替えるというのが医療の常道ではないでしょうか。

たとえば、胃が痛い、腰が痛いといって医者に行っても、よほどの重症でないかぎり、普通は一種類、多くても二種類くらいの薬しか処方されません。ところが、精神科や心療内科の場合だと、たいした症状でもないのにいきなり数種類の薬を処方するというケースが珍しくないのです。一日三食、中国料理のフルコースを食べていたらどうなるでしょうか。どんなに丈夫な人でも、とても胃腸がもたないでしょう。ましてや、薬のフルコースを何年もとり続けていたら、普通の状態でいられるはずがありません。

厚生労働省が言う「適切な向精神薬使用」というのは、このフルコースから何品か外すだけで適正になるということにほかなりません。ヒーリーが厚生労働省の対応を聞いていたとしたら、

「厚生労働省の役人にパキシルとデパスとエビリファイのフルコースを食べさせよう」と言うのではないでしょうか。

精神医療――二兆円産業のバランスシート

東京電力福島第一原子力発電所の事故が起きて、ほかの原発も次々と運転を停止するなかで電力業界が最初に言っていたことは、「電気が足りなくなる」ということでした。

しかし、すべての原発が止まっても電気が止まらないことが実証されてしまうと、今度は日本の経済がたちゆかなくなるという理由を強調するようになりました。大飯原発差し止め訴訟の判決がいみじくも述べているように、そもそも人の命と経済効果を天秤に掛けるような議論自体がおかしいのです。

仮にその土俵に乗ったとして、用地買収から地元への説得、建設費や維持費のほか、出てくる放射性廃棄物の管理や処理、さらには今回のような深刻な事故が起きたときの諸費用などを考えると、原発をやめてとりあえずは高効率でＣＯ２排出量の少ない火力発電所を建設し、さらに再生可能エネルギーの開発普及に投資したほうがはるかに経済的であるし、未来志向的となるでしょう。原発を動かさなければ経済がたちゆかないというのは、電力業界やそれに関連するメーカーやゼネコンなど、原子力ムラにとってのみ当てはまる理屈であり、今後の日本経済全体を考えた場合には、まったく的外れな議論であると思います。

それと同じようなことを精神医療で考えてみたらどうでしょう。うつ病患者一〇〇万人をはじめ三二〇万人の精神疾患患者を薬漬けにする、「『精神および行動の障害』の医療費（二〇一〇年）は一兆九五九〇億円と推計されて」います（『精神保健福祉白書 二〇一四年版』一五八ページ）。言うなれば、精神医療というのは二兆円産業なのです。

二兆円規模の産業というと、美容、ブライダル、葬儀、サプリメントなどの産業があります。これらの産業が二兆円の売上を上げても、社会的にマイナスになる要因というものはまずないでしょう。これらの産業と比べて、精神医療産業の犠牲になるものはあまりに大きすぎます。たとえば、「自殺による社会損失」は「二兆七〇〇〇億円（二〇〇九年）」、うつ病による経済損失が「二兆円（二〇〇五年）」（前掲書、一五八ページ）という数字もあり、それだけでバランスシートはマイナスです。

そして、うつ病患者をはじめとする通院患者が薬漬けにされることなく短期に社会復帰や職場復帰することによって得られる労働効果、長期入院して社会復帰を妨げられた統合失調症患者が、欧米のように脱病院化政策によって就労支援されていたら果たせるであろう労働効果、また発達障害者支援の名のもと、青少年のときから薬漬けにされてしまうことによって社会的な寄与能力や才能なども失われます。何よりも、薬漬けによって奪われた向精神薬被害者の失われた時間と幸福は決して取り戻せませんし、お金に換算することもできません。

一方、二兆円の恩恵に浴しているのは、製薬業界、精神科医・心療内科医、彼らと癒着した厚生労働省の官僚たちなど、「精神医療ムラ」のメンバーとなります。そんな一部の人のためだけに、精神医療産業が維持・継続されているのです。

第4章

向精神薬依存症と心の病の治し方

1 薬をやめたい——または病院に行かずに心の病を治したい

ここでは、断薬に挑戦したり、精神科や心療内科に行かずに病気を治そうとするときに役立つ情報を紹介していきたいと思います。ただ、ここで紹介するものは、私が知り得て、主観的に有益だと判断した情報です。それらをどう判断し、また活用していくかは読者のみなさんの主体的な選択にかかっています。自己判断による断薬は時に生命の危険を伴いますので、私は責任を負えないことをあらかじめお断りしておきます。

ナチュラルクリニック代々木
(http://www.natural-c.com/index.php)

本書の執筆に着手する直前、新聞広告で、銀谷翠著・神津健一監修の『薬を抜くと、心の病は9割治る』（素朴社、二〇一四年）という本を知りました。著者の銀谷翠《ぎんやみどり》氏は精神保健指定医とあります。興味を覚えて、さっそく書店へ行ってこの本を購入しま

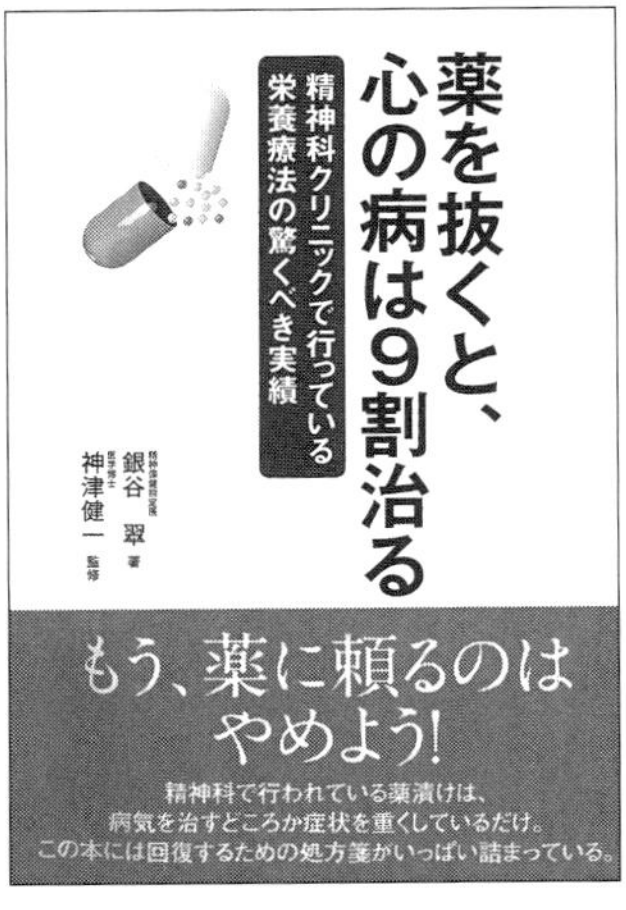

した。

本の前半は徹底した精神医療批判で、薬物療法を否定しています。すでに内海聡医師の著書などを読んでいたので、特別驚くような記述はありませんでしたが、びっくりしたのは現役の精神科医がこのような本を書いたという事実です。前年に、本書でもたびたび引用した野田正彰医師の『うつに非《あら》ず』という本が、かなり本質的に日本の精神医療における薬物療法の問題を論じていましたが、同書は主にうつ病に焦点を当てた本でした。ですから、精神科医自身が、これほどまでに日本の精神医療について正面切って批判した本はおそらく日本では初めてだと思います。

しかも、銀谷医師が院長を務める「ナチュラルクリニック代々木」は、薬をいっさい使用せず、独自のサプリメントを使用した栄養療法を行っていると言います。同書には、実際にクリニックで薬をやめた患者の例もいくつか紹介されています。この医師とクリニックに大いに興味を覚え、本書を読んだ翌月、上京した折にクリニックを取材することにしました。

銀谷医師は三五歳（当時）。「女性精神科クリニック院長」というような肩書きで、テレビにでも出てきそうな雰囲気の女性です。診療時間終了後のクリニックで行われた取材には、本の監修者でクリニック会長の神津健一氏も同席されました。

人口当たりの自殺者数が全国有数の秋田県で生まれ育ち、親族にも自殺者を出した銀谷医師は、心の問題に関心をもち、やがて精神科医を志すようになり地元大学の医学部に進学しました。そして、研修医として秋田県と埼玉県の精神科病院に勤務した彼女は、薬漬けになって一〇年以上も入院している人がたくさんいる現状を目の当たりにして、日本の精神医療に疑問を抱くようになったそうです。

「アメリカでは、統合失調症患者に対しては単剤かせいぜい三剤くらいまでしか投与していないのに、日本ではたくさんの薬を飲ませます。しかし、それでも治らないのです。そして、治らない患者を一〇年でも二〇年でも入院させています」と、銀谷医師は言います。

銀谷医師は、自分の担当した患者の薬を減らすことを試み、減らした分を漢方薬に置き換える治療を行いました。すると薬の副作用が減り、ある五〇代の患者はおむつをしていたのに、自分でトイレに行けるようになりました。しかし、若い研修医のそうした行動は、患者や看護師には歓迎されたものの、ほかの医師や理事長からは嫌われることになったのです。

銀谷医師曰く、病院勤務の精神科医は意外と暇だそうです。それで、外国の文献を徹底的に読みあさったところ、日本では見られないような論文にたくさん出合ったそうです。アメリカの精神医学を直輸入してやっていると思われていた日本ですが、現実はまったく違うことに気付いたのです。一時はアメリカへ行くことも考えたそうですが、それでは日本の精神医療が変わらないと思い、日本に留まることにしたということです。

研修を終え精神保健指定医の資格も取った銀谷医師は、そのころ、栄養心理学者の大沢博(1)が書いた『食事で治す心の病』（第三文明社、二〇〇三年）という書籍や、ビタミンB_3が統合失調症に効くという翻訳書などに出合い、栄養学に注目するようになります。アメリカには栄養学に肯定的な論文がいくつもあったのですが、たくさんの人がアメリカに留学している日本の精神医学では、栄養学には注目していなかったとのことです。

そんなとき、精神科医を募集していたのが「ナチュラルクリニック代々木」でした。二〇一〇年のことです。神津院長（当時）に会った銀谷医師は、彼から見せられた一つの図（**図8**参照）に驚いたと言います。それまで大学で受けた教育や目にしてきた論文は、すべて脳の神経細胞のシナプスに注目しており、いかにそこを薬で治すかということに集中していましたが、その図には神経細胞全体が描かれていたのです。

神津院長の説明によると、「心を病んでいる人は神経繊維がやせ細っているし、薬を飲むとよけいにやせ細ってしまう。だから、栄養療法でやせ細った神経繊維を太らせる、とくに細胞膜の五〇パーセントはレシチン（リン脂質）でできているので、それをサプリメントで取る」というものでした。

銀谷医師は言います。

（1）一九二八年生まれ。心理栄養学者。岩手大学名誉教授。

図８　銀谷医師が見せられた神経細胞図

正常な神経細胞

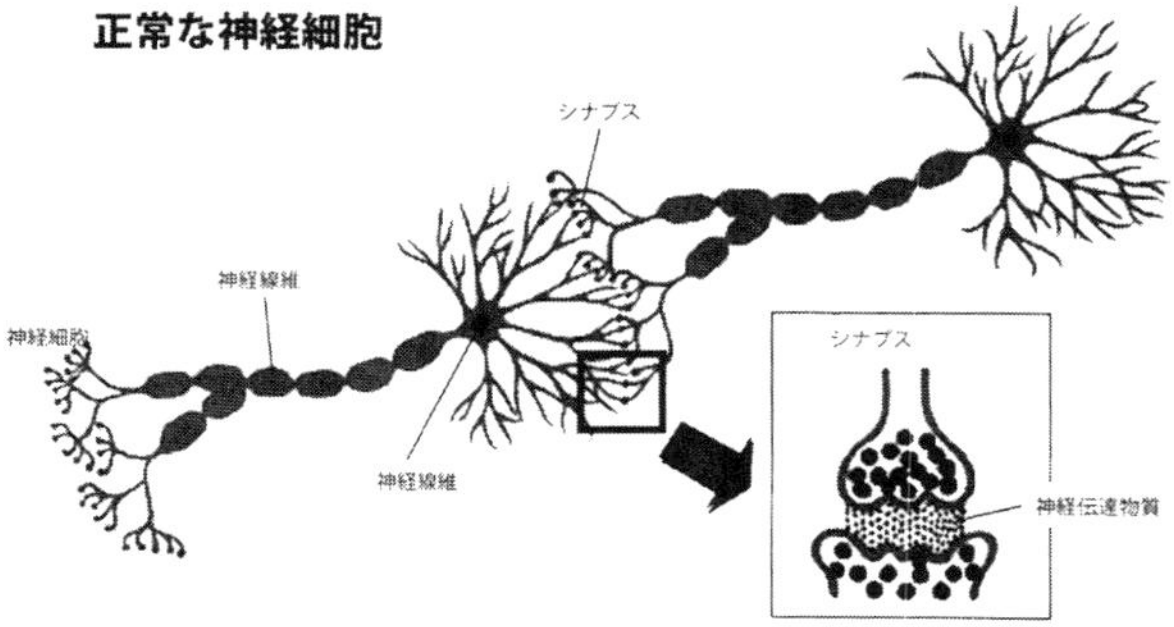

情報伝達に必要な、神経伝達物質アセチルコリン（レシチン）をとると、ドーパミン、GABA、セロトニン等が増え、神経線維は、ふっくらする。

異常な神経細胞

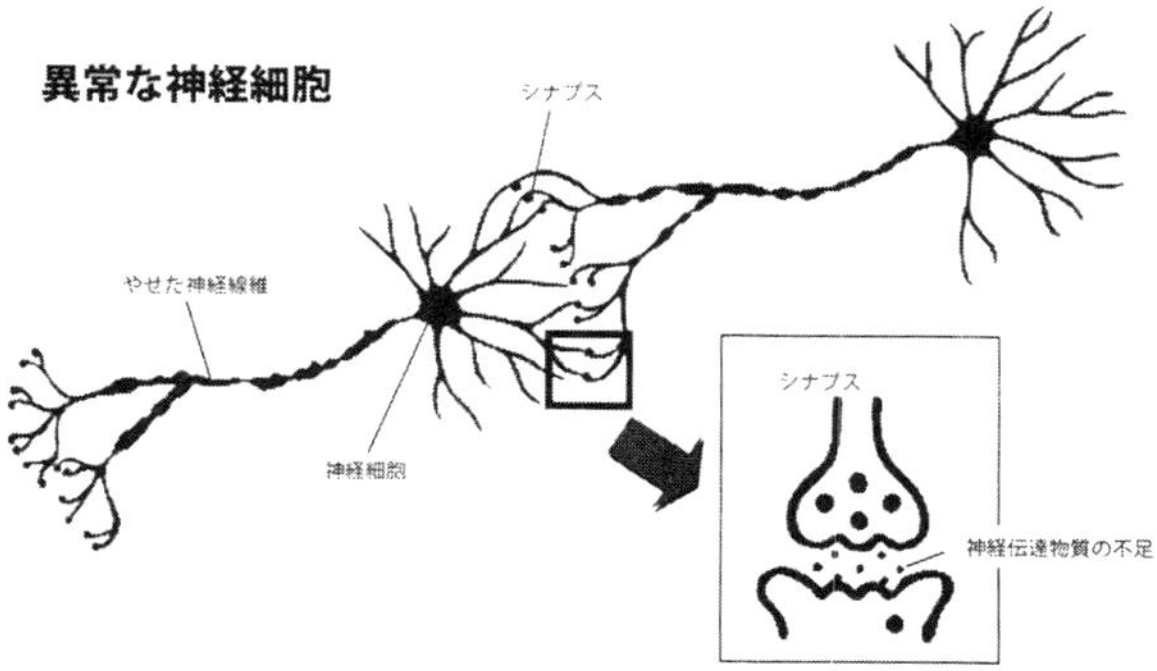

［弾圧限界・臨界］
神経伝達物質の不足とアンバランスにより、神経線維がやせ衰え、情報伝達が困難になっている。一方、アドレナリンやノルアドレナリンなどのホルモン物質が増えると攻撃型の性格に変質したり、逆に無気力状態に陥ってしまう。また、忍耐力が乏しくなり、弾性限界・臨界に達してしまう。

出典：『薬を抜くと、心の病は９割治る』140 ページより。

「ヨーロッパのある有名な学者が『統合失調症の患者は脳が痩せている』という論文を書いています。それはＣＴやＭＲＩで分かるのです。もっとも、その学者には製薬会社がバックについているので、痩せた神経細胞を元に戻す方法はない、だから脳の痩せている患者に薬を使いましょう、という話になるのですが、ナチュラルクリニックでは、一〇年間も細胞膜栄養療法で統合失調症の患者さんも治してきたのです」

また、次のようにも言っています。

「向精神薬を飲み続けるとＩＱもパフォーマンスも落ちてきます。しかし、薬をやめるとキャパシティーもパフォーマンスも増え、仕事にも復帰できるようになるのです。私は、このクリニックに来て、日本に残ってよかったと思えるようになりました」

このクリニックを受診する患者の大部分は、薬で病気が治らずに転院してくる人たちだそうです。ですから、ここでは無理に薬を抜くのではなく、痩せ衰えた脳の状態を治すことからはじめて、そのあとで薬を抜くと言います。だいたい薬を完全に抜くまで、早い人で一か月、遅い人でも一年半くらいだそうです。

「一〇年以上薬を飲んでいた統合失調症の患者さんも、今では一般企業の一般枠で入社して働いています」と、銀谷医師は言います。

「本のタイトルに『心の病は９割治る』と書いてありますが、残りの一割は、お金が続かずにやめたか、ちゃんとサプリを飲まずに食生活も直さなかった人たちです」と、神津会長が笑いながら付け加えました。日本の精神科や心療内科はたくさんの患者を診て、薬をたくさん出すことで儲けています。一方、ナチュラルクリニック代々木は向精神薬を使わないので、その代わりの収入源として、「K・リゾレシチン」という独自開発したレシチンをはじめとするサプリメントを出しています。もちろん、保険がきかないので、それなりの出費は覚悟しなければなりません。

『薬を抜くと、心の病は9割治る』には、クリニックで薬をやめて健康を取り戻した人の症例がいくつか載っているのですが、その裏付けをとろうと私はいろいろと試みてみました。もちろん、守秘義務があるのでクリニックでは患者さんを紹介してもらうことはできませんでしたが、一人だけ、通院していた元患者さんとの接触に成功しました。その元患者さんはナチュラルクリニック代々木に通うようになって、向精神薬の量を九剤から一剤まで減らすことができたそうです。「クリニックの栄養療法をやっていなかったら、今の自分はないと思います」と、元患者さんは言っています。そして、クリニックで薬や栄養の基礎を学んだので、今は自分で断薬に取り組んでいるということでした。

最初にクリニックを訪れたのが四年前ということなので、神津会長の言に従うなら、「残りの一割」に入る患者さんかもしれません。残念ながら、この患者さんがなぜクリニックへの通院をやめたのか、そこまでは確認できませんでした。

▼心理相談室アルファフォーラム（http://alphaforum.co.jp/）

「心理相談室アルファフォーラム」は、群馬県渋川市にある恋愛相談・悩み相談・メンタルケアを専門にしている心理カウンセリングルームです。代表の高平康義さんは二〇年以上カウンセリングを行っているベテランカウンセラーで、「燃えるカウンセラー」の名前でブログやツイッターなどネット上でも知られた存在です。面接カウンセリングのほかに、電話によるカウンセリングも行っています。

「普通の人は、不安が強い、眠れないなどの症状があると、病院へ行きますよね。本には、たとえば睡眠障害ならカウンセリングで改善しつつ、補助的に薬を使いましょう、などと書いてありますが、実際は薬物療法が中心です。そうすると、そうした日本の精神医療のあり方に多くの人は頼り切って、基本的にお医者さんを信じています。うちに相談に来るのも、そうした医療を受けているのになかなか治らない、あるいは副作用がきっかけで来る人が大部分です。ですから、カウンセリングをするなかで、いろいろな気持ちを聞いて、薬に対する考え方を聞かせてもらいます。薬や医師を信じている人には、それ以上無理は言いません。

向精神薬の減薬・断薬は、離脱症状を伴うため本当に簡単なことではありません。そのため、服用している本人が向精神薬の危険性をきちんと理解していること、減薬していく強い意志を持ち続けていくことが、どうしても必要不可欠な条件になります。したがって、減薬・断薬を切に希望している人のみ、『長期服用改善カウンセリング』のプログラムを実施しています」と、高平さんは言います。

　患者さんたちの抱えている症状は、不安障害やパニック障害、うつ、ＰＴＳＤなどさまざまですが、原因のほとんどが家庭や仕事などの悩み・ストレスという心理的な問題だそうです。高平さんはそうした患者さんたちに、認知行動療法、交流分析[2]、脚本分析[3]、イメージ療法[4]、アートセラピー[5]、トランスパーソナルセラピー[6]といった心理療法を施しています。すると、通院歴がなくて、薬を飲んでいない人のほうが早くよくなり、なかには一週間から一か月で治る人もいるそうです。

　一方、通院していて薬も飲んでいる人の場合は、服薬期間が短く、通院が半年から一年くらいの人でも、月二回の面接カウンセリングをしながらよくなるまでには半年から一年くらいはかかると言います。カウンセリングを行いながら薬の量を減らしていき、最終的に断薬を目指しているわけです。仮に五年、一〇年と薬を飲み続けた人の場合だと、副作用の具合にもよりますが、減らしていくのが本当に難しく、やはり一年以上、もしくは二年、三年とかかるようです。それでも、確実に薬の量は減っていくとのことです。

　私自身、幼少期からさまざまな心の病にかかってきましたが、すべて発症へ至る前に必ず心理的な原因がありました。高校生のときの強迫性障害は、孤立した高校生活と受験のプレッシャー、二〇代前半にかかった最初の自律神経失調症とパニック障害は、学生時代の政治的挫折と交友関係のもつれ、そして、現在に至る一四年前に発症した自律神経失調症とパニック障害は、別居から離婚へと続いていく夫婦関係の悪化と仕事や家事の過労とストレスであると、見事に自己分析できます。順調に人生が進んでいて毎日が楽しくてたまらないという時期には、心に変調をきたしたことはもちろんありません。

また、今回取材した人たちも、すべてメンタルクリニックを受診するに至ったそれ相応の理由を話してくれました。中学校の同級生Ｍさんも、「精神分裂病」と診断されて入院となりましたが、それには十分すぎる理由がありました（九九ページ参照）。そうしたことを承知していたので、

（2）一人の人間のなかに親の自我・大人の自我・子どもの自我の三つの自我（人格）が存在し、行動や思考の際に一つひとつの人格が出現すると考え、三つの自我の質と量を分析する。
（3）人生を一つの舞台とみなし、個人が知らず知らずのうちに演じてしまう人生の脚本を理解し修正する分析。
（4）催眠中に自分自身の心の世界に没入することによって、想像（イメージ）力が活発になる特徴を最大限に利用した心理療法。
（5）絵画や粘土造型などの表現作業をとおして行う心理療法。
（6）人間の根源的な欲求や営みや、人間が生まれて成長し死をむかえることの意味などについて考える心理療法。

一四年前にカウンセリングを行っているメンタルクリニックの紹介を受けたわけです。
しかし、私が紹介されたクリニックにかぎらず、今の日本でカウンセリングを行っているほとんどの精神科や心療内科は、私が望むようなカウンセリングを行っていないようです。日本の精神科や心療内科は薬物療法中心で、カウンセリングは客寄せパンダか、せいぜい気休め程度にすぎないのかもしれません。そういう意味で、アルファフォーラムのような独立系のカウンセリングルームは、代替療法の有力な選択肢の一つであると思います。しかし、残念なことに、アルファフォーラムのように向精神薬依存の人の断薬を積極的に手がけているカウンセリングルームはほとんどないと思われます。

これら以外にも、以下に挙げる三つのクリニックがおすすめです。ホームページの引用をさせていただき、簡単に紹介しておきます。

Tokyo DD Clinic（http://tokyo-dd-clinic.com/）

本書でたびたび登場してきた内海聡医師が、二〇一三年に開設した断薬専門のクリニックです。メタトロン（波動医学測定器兼治療器）による波動医学治療と食養（自然食品中心）による治療、サウナや臨時的なサプリメントを使った解毒治療を組み合わせた治療を行っています。

「このクリニックでは癒す治療や、傾聴的なカウンセリングや、満足を与えるような方法は行っておりません。ただ精神薬や他の薬をやめること、その薬物を体から断つこと、自立していくことへの教育、に特化したクリニックです。非常に厳しいクリニックであることを前提にして、断薬という結果をより多く実現する、そのためにこそ頑張って参りたいと思っています」（ホームページより）

新宿溝口クリニック（http://www.shinjuku-clinic.jp/）

血液検査の結果から、食事とサプリメントでアプローチする栄養療法クリニックです。

「パニック障害、うつ病などの診断を受け、多くの薬剤を処方され苦しまれている方が多くいらっしゃいます。これらの診断を受けた患者さまの中には、明らかに栄養障害に起因する神経症状をうつ病やパニック障害と診断されていることがあります。栄養障害が原因で神経症状を起こすものとして、急激な血糖値の変化を起こす機能性低血糖症や、体内の貯蔵鉄が減少している場合などがあります」（ホームページより）

湯島清水坂クリニック（http://yushima-s-clinic.com/）

薬に頼らず、自律神経のバランスを整え、免疫を高めることで病気を治す「自律神経免疫療法」を行っています。鍼灸治療が中心となっています。

「薬にはリスクが必ずあります。薬の長期間の服用は、確実にリスクを蓄積してきています。受診の際に薬を服用していてもけっこうですが、やめられる薬からやめていき、最後は薬はすべてやめるという考え方で治療を進めていきます」（ホームページより）

2 アシュトンマニュアル

ここでは、本書でもたびたび触れてきた通称「アシュトンマニュアル」について紹介します。「ベンゾジアゼピン離脱治療のための手順書」、「ベンゾジアゼピン離脱クリニックからの医療研究情報」というサブタイトルのついたこのマニュアルは、一九八二年から一九九四年までの一二年間、イギリスでベンゾジアゼピン離脱クリニックの運営に携わった医学博士ヘザー・アシュトン（Heather Ashton）によって一九九九年にウェブ上で公開され、日本では二〇一二年に翻訳版がウェブ上で無料公開されました。日本語版の公開後、一週間で約一万件がダウンロードされたと言います。訳者の田中涼氏とウェイン・ダグラス氏は、ともにベンゾジアゼピンの薬害被害者でもあります。

同書は「アシュトンマニュアル」という別名のとおり、ベンゾジアゼピン依存者が離脱するときに参照すべきマニュアルとして書かれました。内容は、まずベンゾジアゼピン系薬剤についての解説が書かれており、それに続いて、長期服用後に離脱をするための方法として一三の具体的ケースが挙げられており、最後にベンゾジアゼピンの急性および遅延性離脱症状について細かく説明されています。

・全体を通してお伝えしたいことは、離脱を望むベンゾジアゼピン長期使用者のほとんどが離脱に成功し、結果としてより幸福にそしてより健康になれるということです。（一一ページ）

・十分にゆっくりとした個人に合わせた減薬スケジュールを行えば――とりわけ服用者が出現する症状の原因や特性を理解し、それ故恐れていない場合には――離脱とは十分に耐えうるものとなり、容易にさえなり得ます。（四五ページ）

・本当に断薬したいと希望する人ならほとんど誰でも、ベンゾジアゼピンを止めることがで

――きます。選択するのは、あなた次第です。(四五ページ)

アシュトン氏は、あくまで断薬に立ち向かう依存症患者の立場に寄り添って、励ますことを忘れません。

・実際の離脱は、回復への最初の一歩に過ぎないということを知ってください。その次に、身体に対して、また多くの場合、人生そのものに対してもたらされたダメージを可能な限り修復しなければいけない長い回復期間が訪れるでしょう。(二四ページ)

・しばしば、最後の僅かな用量を断薬することが、とくに難しいと思われています。これはおもに、まったく薬のない生き方に対する恐怖からくるものです。実は、最後の断薬は驚くほど簡単です。みんな大抵は、新たな自由な感覚を得たように喜びます。……一日0.5ミリグラムまでに到達したら思い切ってください。完全な回復とは、完全に断薬して初めてスタートするのです。(五四ページ)

離脱症状に苦しむ断薬挑戦者にとって、これ以上の励ましの言葉はないでしょう。

・興味深いことに、ベンゾジアゼピン長期使用が問題を引き起こすことを最初に気づくのは、医療専門家ではなく患者自身だったということです。（二六ページ）

・多くの医師は、ベンゾジアゼピン長期服用者に対して離脱を指導する知識や専門技術をほとんどもち合わせていません。また、臨床心理士が少ないために、熟練した心理的支援を得ることも困難です。（一五ページ）

実は、ベンゾジアゼピンを取り巻く状況というは、日本も世界も五十歩百歩なのです。

・二一世紀にもなって、世界中で数百万の人々がいまだにベンゾジアゼピンの有害作用に苦しんでいることは悲劇です。一九五〇年代に、ベンゾジアゼピンが医療現場に導入されてからほぼ五〇年も経過した現在、このような手順書が必要とされるようではいけないのです。（一一二ページ）

私がアシュトンマニュアルの存在を知って読むことができたのは、二〇一二年の秋に練馬のクリニックで減薬を開始してからかなりの時間が経った、完全断薬に入る直前でした。もし、本書だけでも熟読してから断薬に挑戦していれば成功していたかもしれないと後悔しています。

あまりにも無防備、不勉強なまま断薬に挑戦してしまいました。もちろん、第2章で紹介したように、医師の指導を受けることもせず、自己責任のもとに自分のペースで苦しい断薬をやり遂げた人たちもいます。しかし、私の場合は、その時点に至るまで何事も医師任せだったと思います。アシュトン氏は、その点を次のように述べています。

「多くの医師がベンゾジアゼピン離脱をどのように行うのがよいか不確かなため、引き受けたがりません。しかし、時に応じて主治医のアドバイスを尊重してもよいですが、離脱のプログラムに関しては自分で責任をもち、自分自身に合ったペースを見つけて離脱を進めて行くつもりであることを主治医に伝えて安心させてください。あなた自身が自分のスケジュールを管理するということが重要なのです」（「アシュトンマニュアル」四六ページ）

本書を読んで断薬しようと決意された人に一番言いたいことは、信頼できる医師を見つけて指導を受けることですが、不幸にしてそのような医師が見つからず、独自に断薬に挑戦する場合には、薬に関する本を何冊も読んで断薬の必要性を自己確認することからはじめて、「アシュトンマニュアル」に書いてあるとおり、具体的にどのように断薬すべきかという知識をきちんと身に付けてから実行してください、ということです。

アシュトン氏が言うように、イギリスでさえ「多くの医師が離脱をどのように行うのがよいか不確か」なくらいですから、日本に十分な知識を備えた医師がそうそういるわけではありません。幸い私の場合は、断薬指導を引き受けてくれる良心的な医師を見つけましたが、残念ながらその医師も、それなりに勉強をされたようですが不確かな知識しかなく、恐らく断薬指導の経験もなかったと思います。

本来なら、国が責任をもって覚せい剤などの麻薬中毒患者の離脱治療施設のような専門施設を造り、専門の医師やカウンセラーを養成してベンゾジアゼピン依存被害者の救済にあたるべきだと思いますが、いつ実現するか分からないそんな未来まで待つわけにはいきません。まずは、今、どうするかです。このマニュアルは、ベンゾジアゼピン依存から抜け出すために断薬を決意した人のための必読書と言えます。

3　漢方療法中心の精神科・心療内科も選択肢

今回調べたかぎりでは、ここで紹介した所以外で薬を使わない治療、あるいは断薬治療を行っている精神科や心療内科はないようです。ただし、私が断薬に挑戦するときに指導を受けた練馬のクリニックのように、漢方療法を取り入れている精神科や心療内科は全国にいくつかあります。

それは、単に向精神薬に漢方薬をプラスして処方するというレベルを超えて、医師が漢方医学や東洋医学も修めているという意味です。

こうしたクリニックなら、断薬指導を引き受けてくれる可能性は高いと思います。そして、漢方療法を行っているクリニックのメリットとして、減薬や断薬指導だけにとどまらず、向精神薬を減らした分、漢方薬や栄養療法、あるいは鍼灸治療などで離脱症状の軽減をサポートしてもらえるという点が挙げられます。

しかし、そうしたクリニックの医師でも、練馬のクリニックの医師のように向精神薬の断薬についてては恐らく素人だと思います。もちろん、薬物療法中心のメンタルクリニックに通っていたけれど、よくならないので転院してきたという患者さんに対しては漢方を併用して減薬することはあるでしょうが、それでも基本は「向精神薬＋漢方療法」であって、向精神薬をまったく使わないわけではないので、完全に薬をやめたときの離脱症状などについては正しい知識をもっていない可能性が高いと思われます。

そこで、繰り返しになりますが、あくまで断薬の主体は断薬をしようとしている本人であるという認識がぜひとも必要です。そして、「アシュトンマニュアル」をはじめ、向精神薬とそれをやめるための知識を十二分に身に付けていなければなりません。もちろんそれは、ここまで紹介したクリニックなどを受診するときも同じです。

そして、できれば自分で詳細な減薬・断薬スケジュールを立てて、初診時に医師と率直に議論し、双方納得したうえで治療に取り組む必要があります。納得できなければ、そこのクリニックでの減薬・断薬はやめたほうがいいでしょう。そうでないと、断薬に失敗する可能性が高まります。断薬への挑戦は非常に精神的・肉体的なエネルギーを要しますし、お金もかかります。時間はかかっても、できれば失敗することなく一回で薬を断ち切りたいものです。

4 制度と意識の改革を！

西洋医学の基本は原因を突き止め除去すること

私の元妻は大の医者嫌いです。かなり症状が悪くならないと医療機関へ行きませんでした。かなり悪くなって観念することもあるのですが、翌日に少しでもよくなると、「やっぱり大丈夫」となります。そのときに決まって言う台詞は、「医者というのは症状で判断するから、よほど悪くならないと意味がない」というものでした。

幼いころ病弱だった私は、何かあると母親に病院へ連れていかれたせいで、すっかり「医者頼み」の大人になっていたので、そんな元妻を見ると、いつも両手を広げて首を横に振るしかありませんでした。しかし、今考えてみると、彼女の言い分はかなり理にかなったものだと言えます。

たとえば、風邪気味でひどくならないうちに内科へ行ったとします。すると医師は、恐らく簡単な診察をすませて、鼻水が出ているなら抗ヒスタミン剤と総合感冒薬を処方して「様子を見ましょう」と言うでしょう。ところが、その夜にひどい高熱が出たらどうなるでしょうか。翌日、再び同じ医院を訪れると、医師はインフルエンザを疑って検査をするでしょう。もし、陽性反応だった場合はリレンザやタミフルなどの抗ウイルス薬を処方することになります。つまり、結果的には前日の受診は意味がなかったということになります。

この例でも分かるように、西洋医学とは基本的に検査によって病気の原因を突き止め、その原因を取り除く方法論に依拠しています。原因が病原菌なら、その病原菌を殺したり、弱めたりする薬を投与します。また、がん細胞に犯されていたり、壊死している部分が見つかれば、その部分を手術によって切除します。

では、心の病における原因とはなんでしょうか。まず薬の開発についていえば、元々ほかの用途を目的として開発された薬が、たまたま精神疾患にも効果があるということが発見され、その研究を重ねていくなかで、脳内にある三〇〇種類以上の神経伝達物質のうち、特定の物質に作用するらしいということが分かってきたということです。つまり、心の病にかかっている人の脳内は神経伝達物質に異常が生じており、それが病気の原因だというわけです。そこで、ドーパミンやノルアドレナリンやセロトニンといった、いくつかの神経伝達物質を突き止めて、薬がそれらの働きをコントロールするから病気に効くと精神医療の関係者は主張しています。

向精神薬に関して書かれた本などを読んでいると、一つの共通した特徴に気が付きます。それは、服薬などについては「飲み続けることが大切なのです」とか、「持続的な予防服薬がぜひ必要なのです」と断定口調で述べているにもかかわらず、肝心な作用機序（薬が効くメカニズム）などといった理論的な部分になると、「神経伝達系の機能低下によるものと考えられています」とか「ドーパミン活動性亢進の結果によると考えられています」など、一転して推論表現になってしまいます。つまり、原因やメカニズムがよく分からないのに、治療方法（服薬）に間違いはないと言っているわけです。どのように考えても、西洋医学の方法論からは外れていると言えます。

私自身の経験や、ほかの人たちの経験を見たり聞いたりしていると、心の病の場合は必ずそれに先行するなんらかの心理的な要因があって、病気の発症というのはその結果にすぎないと考えられます。前述した、中学校の同級生であったＭさんの例でもそれは十分お分かりになるでしょう。心の病の本当の原因が心理的な要因にあるとすれば、今の精神医療がやっていることは、結果として生じた症状への対症療法にすぎません。認知行動療法や精神分析などの心理療法こそが、原因に対するアプローチということになります。

あるいは、心理的要因によって神経伝達物質に異常を来すほどやせ細ってしまった脳細胞を健康な状態に戻すための栄養療法なども原因療法と言えるでしょうし、経絡を刺激することによって心身の状態を整えていく針灸などの漢方医学も、自律神経の交感神経と副交感神経のバランスを整える原因療法的なアプローチと言えます。

だからといって、対症療法としての向精神薬の使用を全否定するつもりはありません。私自身、過去にパニック発作に襲われたときには安定剤を飲んだり、注射したことで救われたことが何度もあるからです。また、統合失調症の患者がいわゆる急性期に幻覚や妄想に苦しみ、とんでもない行動を起こしてしまうような状況では、抗精神病薬の投与が有効なのかもしれません。しかし、向精神薬の使用はあくまで緊急時の応急処置と心得るべきだと思います。それで緊急事態が収まれば、あとは原因療法に徹するべきです。向精神薬の長期服用は、第2章で見てきたように、副作用が薬の効果を上回って「毒」となってしまうだけなのです。

表裏一体の制度改革と意識改革

再び元妻の話になって恐縮ですが、彼女にこんなことがありました。つい三か月ほど前までピンピンしていた知人が胃がんと診断されて手術をしたら、あっという間に亡くなってしまったと言うのです。医者嫌いの彼女は、「あの人は医者に殺されたようなもの。私はがんになっても絶対手術なんか受けない」と言って、さらに医者嫌いになってしまいました。そのとき彼女に、「元気に見えても、本当はすでに末期がんに冒されていたんじゃないの。早期に発見されていれば助かったと思うよ」と私は言いました。

ところがその後、ベストセラーになった『医者に殺されない47の心得』を読んで、その認識を改めざるを得ませんでした。著者の近藤医師によれば、「症状がなくて検査で見つかったがんはほぼ、命を奪わない『がんもどき』。本物のがんならすでに転移しているので、切除手術や抗がん剤治療は無意味です」、抗がん剤は「つらい副作用と寿命を縮める作用しかありません」（『医者に殺されない47の心得』七ページ）と言うのです。

ベストセラーになるだけあって、内容にはかなり説得力があります。この本のとおりだとしたら、元妻の知り合いも医者に殺されたことになります。

二〇一一年に東日本大震災があり、その翌年、内海聡医師が書いた『精神科は今日も、やりたい放題』が精神医療に激震を走らせ、さらにその翌年、『医者に殺されない47の心得』がベストセラーとなって、国民の精神医療を含む医療全体に対する見方もかなり変わってきたと思います。そうしたなかで、私たち国民は今、医療にどう向き合っていけばいいのでしょうか。

まず、二つの改革が必要だと思います。一つは制度の改革であり、もう一つは私たち一人ひとりの意識の改革です。この二つは表裏一体となっており、どちらか一つだけでは本当の医療改革は実現しないと思います。

一つ目の制度改革も、国やほかの誰かに任せていたら絶対に実現しません。改革の主体はあくまでも私たち一人ひとりであるべきです。とりわけ、医療の当事者（すなわち患者）であり、とくにその医療によって被害を受けた被害者が重要な位置を占めます。精神医療の問題について言えば、ベンゾジアゼピン依存症をはじめとした薬による被害に対し、私たち被害者やその家族が立ち上がらなければ被害は永久に闇に葬られたままとなり、新たな被害の連鎖が延々と続いていくことになるでしょう。

やはり一番効果的な方法は、まず訴訟、それも集団訴訟でしょう。過去にも日本で向精神薬の薬害を訴えて個人的に訴訟を起こした人が何人かいたようですが、いずれも敗訴しており、ニュースにさえなりませんでした。私も一時は訴訟を含む法的措置を考えて市の無料法律相談に行ったことがありますが、裁判の難しさと経済的な困難さを考えると、とても訴訟という気持ちになれませんでした。

前述したように、向精神薬の被害者は、その被害ゆえに精神的・肉体的ダメージを受けて経済的にも困窮している場合が多いと思います。また、過去の薬害問題を振り返っても、サリドマイド事件(7)をはじめ、スモン事件(8)、薬害エイズ事件(9)など多くの薬害事件で集団訴訟が提起され、マスコミにも注目を浴び、原告側が勝訴あるいは和解をしてきました。しかし、向精神薬被害の場合は、それが薬の被害なのか、あるいは患者が元々抱えていた症状なのかが最大の焦点となるでしょうし、それを立証していくことが一番困難な点になると思います。

それでも、欧米、とくにアメリカでは多数の向精神薬薬害訴訟が提起され、いくつも原告側の勝訴や和解を勝ち取ってきました。ファイザー、イーライリリー、アストラゼネカといった名だたる製薬会社が、さまざまな向精神薬の薬害訴訟で数億ドルから十数億ドルを支払っています。また、ベンゾジアゼピンについて言えば、一九八〇年代にイギリスで、製薬メーカーが依存の可能性を知りながら医師に対して意図的にその情報提供を控えたとして、一四〇〇名の患者による史上最大の集団訴訟が起こされています。

日本では、一般的な薬害問題に取り組んできた弁護士にさえ、向精神薬の薬害についてはあまり知られていないのが現状です。ですから、まずは理解のある弁護士の協力というのがぜひとも

(7)　睡眠薬やつわり防止などに使用されていたサリドマイドがその催奇形性によって奇形児の出産が相次いだ事件。一九七四年、製薬会社・国と和解成立。

(8)　整腸剤キノホルムによる薬害。全身のしびれ、痛み、視力障害等を引き起こす。一九七七年、原告が相次ぎ勝訴。一九九六年、最後の和解成立。

(9)　血友病患者に非加熱製剤を投与したことによって多数のＨＩＶ感染者およびエイズ患者を生み出した事件。一九九六年、製薬会社・国と和解成立。

必要となるでしょう。

訴訟の形態についてはいろいろ考えられます。たとえば、被害をベンゾジアゼピンの依存症にかぎる訴訟もあるでしょうし、ＳＳＲＩによる自殺・自殺未遂事件の損害賠償も考えられます。欧米では、訴訟対象はもっぱら製薬会社となっていますが、日本では多剤大量処方によって心身をめちゃめちゃにされた患者たちがブラック医師を相手取って起こす訴訟というのも考えられるでしょう。

この場合は、集団訴訟といっても数名単位で起こせると思います。そして、複数の訴訟を同時多発的に起こせばいいのです。そうすればマスコミにも注目され、製薬会社や精神科医・心療内科医へ大きな心理的圧力になるのではないでしょうか。

そのためには、まずは被害者が起ち上がらなければなりません。現在では、バーチャルのものを除いて、被害者の組織としては「精神医療被害連絡会」（代表・中川聡：http://seishiniryohigai.web.fc2.com/seishiniryo/）がある程度です。道は険しいと思いますが、集団訴訟を闘っていくには、数千人規模の全国組織をつくり、事務局体制を確立していく必要があります。

「良心的精神科医」は利用に価する――敵にはするな

では、一部の良心的精神科医は味方になり得るのでしょうか。国立精神・神経医療研究センター精神保健研究所の松本俊彦医師は、『くすりにたよらない精神医学』の中で次のように述べています。

「処方薬乱用の背景には、精神科医と患者の双方に、『薬という〈モノ〉による苦痛の一時しのぎ』という、いかにも依存症特有の病理があることも指摘させていただきました」（八〇ページ）

冗談ではありません。初めから、「薬をください」と精神科や心療内科を訪れる患者はあまりいないでしょう。患者は風邪をひいたり、お腹が痛かったりすれば内科へ行き、怪我をしたら外科へ行くのと同じような感覚で、ただ心の病を治したくて精神科や心療内科に行くだけなのです。「薬という〈モノ〉による苦痛の一時しのぎ」を強いるのは、あくまで医師のほうであって患者ではありません。

そして患者は、覚せい剤中毒などの依存症患者のように、そうと知りつつ自ら薬物依存の罠にはまっていくのではなく、ただ医師の指示どおりに処方された薬を飲んでいるうちに、知らず知らずのうちに依存症患者に仕立て上げられてしまうのです。加害者は医師であって、患者はあくまでも被害者です。そこのところを勘違いしてもらっては困ります。

前述の『くすりにたよらない精神医学』で、松本医師とともに共同編集責任者をしている井原裕医師は、本の中で「ドラッグ・フリー・ライフのために」という文章を寄せており、「患者さんをドラッグ・ディペンデント［引用者注：薬物依存］にする精神科医は、悪意からではなく、むしろ善意からそうしています。だから、本人は罪悪感を感じていません」、「精神科医はすぐくすりを出します。躊躇しません。ほとんどのケースで初診時から薬物療法を開始します。それが患者さんのためだと信じているからです」（一一ページ）などと医師の行為を正当化しつつ、「渡辺さん」という薬物依存患者を登場させて、「くすりは問題の本質的な解決にはなりません。でも、患者さんはくすりをやめようとはしません。むしろ、みずから進んでくすりのなかに溺れていこうとします。患者さんは、くすりを飲むことは治すためではなく、現実から逃げるためだとわかっています。しかし、それにもかかわらずくすりを飲み続けます」（一三ページ）などと述べて、松本医師の医師・患者共犯説から一歩進んで、「医師＝善意の人、患者＝現実逃避の依存症者」という図式をつくり上げています。

そして、悪いと分かっていても薬をやめられない「渡辺さん」の言葉をいくつか引用しつつ、次のように締めくくっています。

「渡辺さんのコメントは、麻薬患者の言葉でもなければ、覚せい剤患者の言葉でもありません。普通の抗不安薬、抗うつ薬を使っている患者さんの言葉です。それなのに、その内容はいかに麻薬患者に似ていることでしょう。抗うつ薬だろうが、抗不安薬だろうが、大量服用の行き着くところはいつも同じ。それは、麻薬依存の患者たちと大差ないデカダンスな状態なのです」（一三ページ）

もはや、完全に医師の責任逃れ、患者への責任転嫁以外の何物でもありません。私はこの言葉を書き写しつつ、怒りに手が震える思いです。よく言われるように、「精神科医は白衣を着た麻薬の売人」そのものです。なかでも、「良心という衣をまとった精神科医」はある種の確信犯とも言え、決して私たち被害者の味方にはなり得ないでしょう。

銀谷翠医師によると、「競争の激しい製薬業界の社員たちにも鬱病を発症する人はけっこういます。私の知る限り、彼らはほとんど向精神薬を飲みません。精神科以外の薬を飲んで治療しています。自分の扱っている薬の怖さを、自分たちが一番よくわかっているからでしょう」（『薬を抜くと、心の病は９割治る』四九ページ）という半面、「精神科医にもうつ病や不眠症になる人が多いのですが、彼らも睡眠薬や抗うつ薬を飲んでいます。薬以外に治療法を知らないので当然自分も服用するわけです」（四八〜四九ページ）と言っています。そうなると、精神科医・心療内科医は、「向精神薬教」というカルト集団の信者と考えたほうがいいのかもしれません。

もっとも、訴訟を考える際には、良心的精神科医を利用する意味は大きいと思います。専門的知識のない裁判官は、とかく専門家の言うことを鵜呑みにしがちです。ですから、彼らに被害者に有利な証言をさせればいいのです。逆に、彼らを被告側に回してしまうと、原告側には数名の信頼に足る精神科医と専門家しか残りません。それ以上となると、ヒーリーのような学者を外国から呼んでくるしかないでしょう。私としては、その前に、真にマインドコントロールから解けた精神科医が続々と出現することを期待したいと思っています。

すべての調剤薬局は「医療用医薬品の添付文書情報」の告知を！

実は私は、一年ほど前からある慢性の炎症を抱えて、メンタルクリニックとは別のクリニックに通っています。そこで出される薬は、生薬を主成分としたもので副作用も少ないため、一応安心して飲んでいます。

初診のとき、処方せんを持ってクリニックの近くの薬局へ行って薬をもらい、家に戻って薬の情報が書かれている紙を見てびっくりしました。普通は向精神薬の場合でも、眠気を催すので車の運転には注意するようにとか、アルコールは控えるようにといったようなことが書かれているのですが、この薬局の説明には副作用情報がまったくなかったのです。

驚いて視線を下のほうへやると、「医薬品についての副作用等に関する情報は、『独立行政法人医薬品医療機器総合機構』（PMDA）の『医薬品・医療機器情報提供ホームページ』http://

調剤薬局でもらった
アイデアものの「お薬情報」

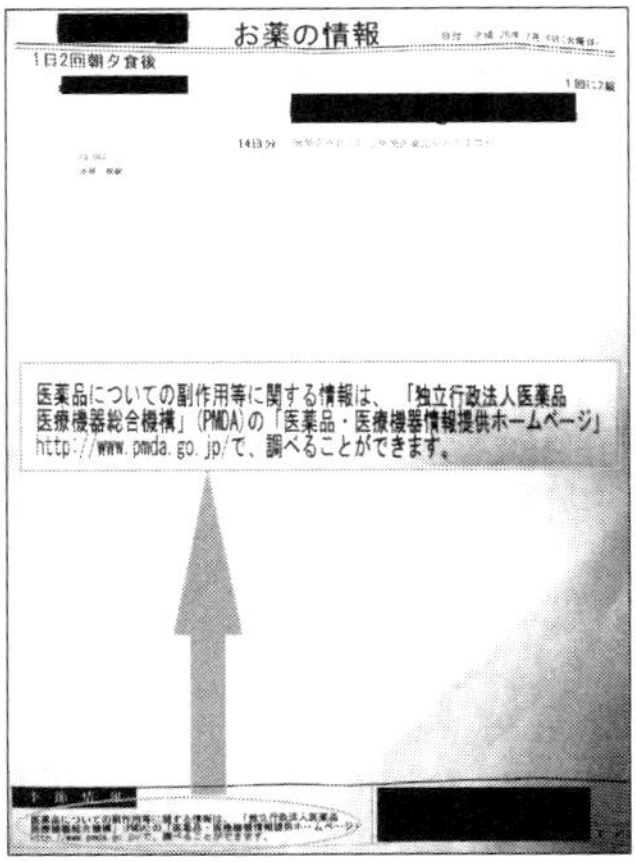

www.pmda.go.jp/で、調べることができます」と書いてありました。巻末に掲載した医療用医薬品の添付文書情報（二一九ページ参照）です。向精神薬にかぎらず、今まで調剤薬局からさまざまな薬をもらってきましたが、このような薬情報を初めて見て感激しました。

それで、次の通院のときにクリニックで処方せんをもらって同じ薬局へ行き、薬剤師に「これはおたく独自のアイデアですか」と尋ねてみました。話をした薬剤師が店の主人ではなかったので確かな話を聞くことができませんでしたが、どうやらそのようです。それで、とてもいいアイデアだと褒めるとともに、もっと積極的に患者にアピールすべきこと、お年寄りなどインターネットに接することのできない患者へは、詳しい副作用情報を口頭で伝えるべきだという考えを述べて、「こういう形で情報が提供されていれば、恐ろしい向精神薬を飲むことなどは決してなかったでしょう」と伝えました。

もちろん、理想としては、薬剤師自らが薬の副作用などの危険性について患者に詳しく説明するのがベストでしょうが、ご承知のように、医薬分業とは言いながら実際には各病院・医院の周辺には必ず調剤薬局があり、持ちつ持たれつの関係にあります。ですから、病院・医院に不利になるようなことを薬剤師が積極的に話すことはないというわけです。

また、薬局自身も薬の売上が減ることは経営問題にかかわることなので、あまり積極的にはなれないでしょう。その意味では、この薬局の医薬品情報の提供の仕方は、知恵を働かせたよい方法だと思います。分かる患者には分かってもらえ、かつ依存関係にある病院・医院からも文句を言われることはないでしょう。私はさらにその後、県の薬剤師会を訪ね、薬剤師会としてこのような取り組みをするように申し入れてきました。

各薬局に、この方式を広めていくというのはどうでしょうか。厚生労働省の指針ですべての調剤薬局に義務づけるのがベストですが、まずは自分が通っているクリニックで出される処方せんを持っていく薬局から変えていくのです。薬剤師なら、この添付文書情報を知らない人はいません。ですから、医療用医薬品の添付文書情報と言えばすぐ話が通じるはずです。

「こちらの薬局でも、『インターネットの医療用医薬品の添付文書情報で副作用の詳しい情報を知ることができます』と情報提供してください」と、リクエストするのです。それで、向精神薬を処方されている患者が一人でも多く処方されている薬の恐ろしさを知って、飲むことをやめたり、やめるきっかけになればいいと思います。

テレビ社会からインターネット社会へ

二〇世紀を生きたジャーナリストの大宅壮一[10]は、一九五七年に「テレビは国民を『一億総白痴化』する」と言いました。

確かに、単方向的に情報が垂れ流されるテレビという媒体は、その情報の内容を問わず人の思考を受け身にし、鵜呑みにさせる力をもっています。ましてやその内容が、真実とはほど遠い操作されたニュースソースや、相方の頭を叩いて笑いをとるような低俗な芸人が仕切るバラエティー番組をはじめとして、ＣＭに至るまでが視聴者に日常的に刷り込まれていったとしたら、「一億総白痴化」はとうの昔に達成されていたのかもしれません。今の壊れた日本の現状は、テレビ社会がもたらした惨状といっても過言ではないでしょう。

一方、二〇世紀末に登場したインターネットは、テレビと違って双方向的で情報量も莫大であり、その内容も多様性に富んでいます。フェイスブック（facebook）やツイッター（twitter）がジャスミン革命(11)やオキュパイ・ウォールストリート(12)などの有効な媒体となったことはご存じのとおりです。また、三・一一のときでも、マスコミがジャーナリズムとしての機能を喪失したなかで、インターネットは市民のメディア・リテラシーを磨き、かつ立ち上がって行動するための手段として大きな役割を果たしました。

---

(10)（一九〇〇～一九七〇）ジャーナリスト、ノンフィクション作家。没年となった一九七〇年より、「大宅壮一ノンフィクション賞」が発足。膨大な蔵書資料を元にした「大宅壮一文庫」がある。

(11)二〇一〇年から翌年にかけてチュニジアで起こった民主化運動。ほかのアラブ諸国へ波及した。

(12)二〇一一年九月、アメリカ合衆国ニューヨーク市のウォール街で発生した路上占拠運動。「私たちは九九パーセントだ」と主張し、一パーセントの富裕層の富の独占に抗議した。

精神医療に関する情報も、再三触れてきた『精神科は今日も……』以降、それまで精神医療ムラに独占されてきた状態から、それに反する情報が雨後の筍のようにネット上にあふれ出してきました。患者や被害者は、その気になれば、精神医療に関するありとあらゆる情報をネット上において収集できるようになったのです。自律神経失調症とパニック障害の発症があと一〇年遅かったら、私は向精神薬依存症にならずにすんだのではないかと思っています。

しかし、ネット社会という現在の環境にもかかわらず、何の疑問も抱かずに精神科や心療内科を受診して向精神薬の処方を受ける人が後を絶ちません。重篤な症状で自ら動いたり主体的に判断できないような状態の人ならいざ知らず、大部分の人は、恐らく一四年前の私と同程度の、それほど重い症状ではないと思われます。そのように考えると、やはりまだまだネットよりテレビが支配的なのかもしれません。

「お任せ医療」から医療の主体へ

よく聞く話ですが、外国人が数名のグループで食事に行くと、みんながそれぞれ違うものを注文すると言います。一方、日本人は、誰かが「この店はこれがおすすめだよ。僕はこれにする」と言うと、「じゃあ、私もそれ」、「僕もそれでいいや」ということになりがちです。少し大げさかもしれませんが、これはどんな些細なことでも、まずは自分で考えて自分で判断し、自分の意見をもつという態度の欠如と考えることができます。また、ほかのことでも、相手から何かちょっとした選択を迫られるような場面となると、日本人は安易に「お任せします」と言ってしまいがちです。

実は、この「お任せ」ほど楽なようで危険な態度はありません。それは自ら考えて選ぶことの放棄であり、結局、他人に自分の運命を委ねることになるからです。そして、そうしたどうでもいいような小さなお任せの積み重ねが、いつしかその人の習い性となり、人生の重大な選択や社会的に重要な事柄とされることまでがすべて「お任せ」になってしまうのです。

その典型とも言えるのが政治でしょう。Ａ党にすべてお任せします、と投票して、あとは知らぬ顔というケースが多いようです。そのＡ党がどうも賞味期限切れということになってＢ党を選んでお任せしてみると、これがとんだ期待外れとなり、選んだ自分の責任を棚に上げて批判ばかりを繰り返すことになる。その挙げ句に、やっぱりＡ党にお任せしよう、ということになります。まあ、それでも投票に行けばいいほうで、多くの人は白紙委任（棄権）という究極のお任せです。お任せとは、実に楽なように見えて、究極の責任放棄、その結果が今の政治にとどまらない日本社会の惨たんたる現状を生んでいるのではないでしょうか。

お任せ根性は他者との関係にとどまりません。そのうち、自分自身に対してもお任せになってしまいます。自分の健康、時には命にかかわるようなことまで、すべて医者にお任せとなってしまいます。患者は神様のように医師を崇めてその言いなりになり、煮て食おうが焼いて食おうがお好きにどうぞ、となるのですが、いざ医療ミスなどということになると掌を返したように騒ぎ立てます。

そこで、自己反省のうえに立って提案します。一に情報収集、二に情報選択、三に思考の主体化（思想化）、四に主体的行動、五に自己決定（自己責任）の貫徹です。

もし病気になったら、まず情報収集に全力を注ぎましょう。そして、玉石混淆の情報の山のなかから「これは！」と自ら信じられる情報を整理して取り出していきます。そのなかから、最終的に自分の選択すべき道、つまりどこの医療施設のどの医師を選ぶか、あるいは代替医療を選ぶか、それとも市販薬で間に合わせるか、治療しない道を選択するか、といったように熟考に熟考を重ねて選ぶのです。その過程で判断に迷えば、判断力を磨くべく勉強をします。もちろん、足りない情報があればさらに情報を補充し、消化していくのです。

それで終わりではありません。その先がまた「お任せ」だったら何も変わりません。たとえば、ある医療機関のある医師を選んだとします。まずは、初診のときにしっかりと自分の希望を伝え、医師の治療方針を聞きましょう。そこで見解の齟齬《そご》があれば、とことん納得がいくまで議論します。医師は嫌がるでしょうが、これは患者の権利です。もし、最終的に治療方針が一致しなければ一段階戻りましょう。つまり、医療機関なり医師を変えるのです。このようにして、自分が納得でき、相性のあった医師をもう一度探すのです。

再度医師を選んだからといって、そこで終わってはいけません。診察のたびに、とことん納得のいく治療を受けなければなりません。少しでも疑問な点があれば、遠慮せずに尋ねるのです。医師にすべてを任せていいのは、外科的な手術をするときくらいです。手術中だけは、さすがに医師にすべてを任せるしかありません。しかし、そこへ至るまでは、妥協することなく患者なりの主体性を貫かなければなりません。医療の主体は患者である、そのことを肝に銘じておきましょう。

患者の意識が一人ひとり変わっていけば医師の意識も変わり、医療制度の改革も徐々に成し遂げられていくと思われます。制度改革と意識改革はメダルの裏と表なのです。そして、そのコインが高速回転して美しい球形を描く姿をイメージしつつ、みなさんと一緒に一歩一歩頑張っていきたいと思っています。

あとがき

本書を執筆中に、向精神薬にかかわるショッキングなニュースが二つ続きました。といっても、世間一般の人はそのようには受け取らなかったでしょう。その二つのニュースというのは、女子高生による猟奇的な殺人事件と、世間を騒がせたＳＴＡＰ細胞の責任者の自殺です。言うまでもなく、前者は佐世保市の女子高校生殺人事件（二〇一四年七月二六日）であり、後者は理研の笹井芳樹発生・再生科学総合研究センター副センター長の自殺です（同年八月五日）。

この二つの事件の第一報に接した瞬間、また向精神薬に関係する事件が起きたなと直感しました。向精神薬、とくにＳＳＲＩは本書で触れたように、副作用として攻撃性や衝動性を強めることがあり、世界中で数多くの自傷他害、最悪の場合は殺人や自殺事件を引き起こしてきているからです。日本の自殺者の七割は精神科通院中であったという資料も本書で提示しました。

もちろん、この二つの事件の原因が、すべて向精神薬にあったとは思いません。しかし、報道によって明らかにされたところによると、佐世保の加害者である高校生は、母親の病死後、三か月で再婚した父親を金属バットで殴ったあとで二つの精神科の診察を受けていたと言います。また、小学校高学年のとき、学校の給食に異物を混入した際も精神科を受診していたことが明らかになっています。ですから、少女が自らの意志で服薬を拒絶したのでないかぎり、彼女は犯行時になんらかの向精神薬を服用していたことは間違いないでしょう。

少女を診ていた精神科医は、少女が「人を殺したい」、「人を殺してしまいそう」と告白したため、慌てふためき児童相談所に通報したそうです。この医師が本来あるべき医師の務めを果たそうとするならば、少女がそうした思いを抱くようになった心理を深く分析し、その病的な精神状態を改善すべく、さまざまな心理療法を施して治療をしていたでしょう。しかし、この医師はそうはせず、責任がもてなくなって児童相談所に責任転嫁をしたのかもしれません。また、そのような治療をするだけの技術がなかったのかもしれません。

少女には小学校高学年のころから問題行動があったようですし、母親の死から父親の再婚、その後の一人暮らしなどが与えた精神的な影響も大きかったと思われます。一人で部屋にこもって病的な妄想をふくらませていったことが容易に想像できます。そんな状況下での精神科への通院は、悪循環を断つどころか、投薬が殺人への起爆剤として作用した可能性が高いと思います。

一方、笹井氏の場合は、「ＳＴＡＰ細胞の論文不正問題が発覚した後、心療内科を受診。最近は薬の副作用ではっきり会話することが難しかった」（〈産経新聞〉二〇一四年八月五日付）と言われています。記事を読むかぎりでは、かなり強い薬を複数服用させられていた可能性が高いです。向精神薬、とりわけＳＳＲＩが自殺への最後の引き金を引いた可能性が強いでしょう。こう考えると、心療内科の受診と向精神薬の服用をしていなければ、防げた自殺かもしれないのです。

精神科医・心療内科医は、どうしてこれほどまでに薬が好きなのでしょうか。医薬分業体制になってからは、いくら薬を出しても医師に入ってくるのは処方料と処方せん料にすぎません。それでも薬を出すのは、今の診療報酬体系が短時間にたくさんの患者を診るほど儲かる仕組みになっているからです。三〜五分診察したという証拠として、薬という道具が使われているわけです。

もう一つ、もっと大きな理由として、患者を薬漬けにすれば私のように何年でも通ってくれる「お得意さん」になるからという意味もあるかもしれません。ベンゾジアゼピンで、「常用量依存を起こすことにより、患者が受診を怠らないようになる」という薬の利点を挙げている医師もいました。個々の医師がそれをどれほど自覚し、意図的に行っているかどうかはともかく、結果的にそうなっている事実は否定しようがないでしょう。

第3章の**コラム9**で触れた全国自死遺族連絡会の田中幸子さんは、彼女の運営するメンタルケアのサロンに相談に来る人を紹介している、信頼できる医師が地元にはいる、と言っています。その医師は、初診に二〜三時間はかけ、そして「薬はいらない」と言う患者には薬を出さず、「また、いつでも相談に来てください」と言っているそうです。そして、ほかのクリニックで薬漬けにされた患者に対しては、半年から数年かけて減薬・断薬指導して治していくと言います。

田中さんは多くの患者をその医師に紹介していますが、待合室が患者で溢れることはありません。なぜなら、そこへ行った患者はみんな短期間で治って、通う必要がなくなるからです。ちなみに、この医師は専門誌に論文を寄せるような学者ではなく、ある病院に勤務するごく普通の診察医です。マスコミの取材もいっさい受けないそうです。そんな時間があったら一人でも多くの患者さんを診たい、というのが理由だそうです。全国の精神科医や心療内科医がこの医師のようになったら、日本から精神疾患患者が劇的に減ることはまちがいないでしょう。

最後に、本書の執筆にあたり取材に応じていただいた多くの向精神薬被害者のみなさん（紙幅の都合で割愛させていただいた方を含む）、また薬害支援関係者、医療関係者、報道関係者のみなさんにお礼を申しあげます。本書は、この方々のご協力なしにはとうてい上梓できなかったことでしょう。そして、この企画を取り上げていただいた新評論編集部の吉住亜矢さん、出版を快諾いただいた武市一幸社長、最後まで煩雑な編集作業にお付き合いいただいた青柳康司さんに心より感謝いたします。

二〇一五年二月

北野　慶

参考文献一覧

・内海聡『精神科は今日も、やりたい放題』三五館、二〇一二年。
・ロバート・ウィタカー／小野善郎監訳、門脇陽子・森田由美訳『心の病の「流行」と精神科治療薬の真実』福村出版、二〇一二年。
・デイヴィッド・ヒーリー／谷垣暁美訳、田島治監修『抗うつ薬の功罪』みすず書房、二〇〇五年。
・NHK取材班『うつ病治療　常識が変わる』宝島社新書、二〇一二年。
・佐藤光展『精神医療ダークサイド』講談社現代新書、二〇一三年。
・司馬理英子『じょうずなつきあい方がわかるADHD注意欠陥・多動性障害の本』主婦の友社、二〇〇九年。
・榊原洋一『これでわかるADHD』成美堂出版、二〇一一年。
・市川宏伸・海老島宏編『臨床家が知っておきたい「子どもの精神科」〈第2版〉』医学書院、二〇一〇年。
・井原裕・松本俊彦　よくしゃべる精神科医の会編『くすりにたよらない精神医学』日本評論社、二〇一三年。
・森則夫・杉山登志郎・岩田泰秀『臨床家のためのDSM-5　虎の巻』日本評論社、二〇一四年。
・野田正彰『うつに非ず』講談社、二〇一三年。
・近藤誠『医者に殺されない47の心得』アスコム、二〇一二年。

・精神保健福祉白書編集委員会編集『精神保健福祉白書２０１４年版』中央法規、二〇一四年。
・銀谷翠著／神津健一監修『薬を抜くと、心の病は９割治る』素朴社、二〇一四年。
・高岡健『発達障害は少年事件を引き起こさない』明石書店、二〇〇九年。
・宮田雄吾・文『こころの病気がわかる絵本（全五冊）』情報センター出版局、二〇一〇年。
・鈴木大介「親が知らない！　10代に広がる向精神薬依存の危ない世界」〈宝島〉二〇一一年一月号、宝島社。
・〈臨床精神薬理〉二〇一三年六月号、星和書店。
・〈精神科治療薬〉二〇一〇年三月号、星和書店。
・ヘザー・アシュトン／田中涼、ウェイン・ダグラス訳、別府宏圀・田中勵作監修『ベンゾジアゼピン――それはどのように作用し、離脱するにはどうすればよいか』（通称アシュトンマニュアル）（http://www.benzo.org.uk/amisc/japan.pdf）
・戸田克広『抗不安薬による常用量依存』（http://p.booklog.jp/book/62140）
・日本精神神経学会「ＤＳＭ－５病名・用語翻訳ガイドライン（初版）」（https://www.jspn.or.jp/activity/opinion/dsm-5/files/dsm-5_guideline.pdf）

等を対象とした199のプラセボ対照臨床試験の検討結果において、自殺念慮及び自殺企図の発現のリスクが、抗てんかん薬の服用群でプラセボ群と比較して約2倍高く（抗てんかん薬服用群：0.43%、プラセボ群：0.24%）、抗てんかん薬の服用群では、プラセボ群と比べ1000人あたり1.9人多いと計算された（95%信頼区間：0.6-3.9）。また、てんかん患者のサブグループでは、プラセボ群と比べ1000人あたり2.4人多いと計算されている。

いる。なお、これらの症状は、離脱症状あるいは新生児仮死として報告される場合もある。また、ベンゾジアゼピン系化合物で新生児に黄疸の増強を起こすことが報告されている。

(3) 分娩前に連用した場合、出産後新生児に離脱症状があらわれることが、ベンゾジアゼピン系化合物で報告されている。

2 授乳婦に投与する場合には授乳を避けさせること。

(1) ヒト母乳中に移行し、新生児において無呼吸をおこすことが、また、黄疸を増強する可能性がある。

(2) 他のベンゾジアゼピン系化合物（ジアゼパム）でヒト母乳中に移行し、新生児に嗜眠、体重減少等を起こすことが報告されている。

小児等への投与

1 低出生体重児、新生児

低出生体重児、新生児における安全性は確立していない。

2 乳児、幼児

喘鳴、ときに唾液増加（流涎等）、嚥下障害を起こすことがあるので、観察を十分に行い、このような症状があらわれた場合には投与を中止するなど適切な処置を行うこと。

過量投与

1 本剤の過量投与により、傾眠、錯乱、昏睡、反射性低下、呼吸抑制、血圧低下等がおこるおそれがある。このような場合には、呼吸、血圧、脈拍数を監視しながら、胃洗浄等の適切な処置を行うこと。

2 本剤の過量投与が明白又は疑われた場合の処置としてフルマゼニル（ベンゾジアゼピン受容体拮抗剤）を投与しないこと。[本剤を投与されているてんかん患者にフルマゼニルを投与し、てんかん発作（痙攣）を誘発したとの報告がある。]

その他の注意

1 投与した薬剤が特定されないままにフルマゼニル（ベンゾジアゼピン受容体拮抗剤）を投与された患者で、新たに本剤を投与する場合、本剤の鎮静・抗けいれん作用が変化、遅延するおそれがある。

2 海外で実施された複数の抗てんかん薬における、てんかん、精神疾患

で、投与を中止する場合には徐々に減量するなど慎重に行うこと。

2　**呼吸抑制、睡眠中の多呼吸発作**

まれに呼吸抑制、睡眠中の多呼吸発作があらわれることがあるので観察を十分に行い、症状があらわれた場合には適切な処置を行うこと。なお、投与を中止する場合には徐々に減量するなど慎重に行うこと。

3　**刺激興奮、錯乱等**

精神障害を合併している患者に投与すると逆に刺激興奮、錯乱等があらわれることがあるので、観察を十分に行い、症状があらわれた場合には適切な処置を行うこと。なお、投与を中止する場合には徐々に減量するなど慎重に行うこと。

4　**肝機能障害、黄疸**

AST（GOT）、ALT（GPT）、γ-GTPの上昇等を伴う肝機能障害、黄疸があらわれることがあるので患者の状態を十分に観察し、異常が認められた場合には、投与を中止するなど適切な処置を行うこと。

（まれに：0.1％未満、副詞なし：頻度不明）

その他の副作用（この項は、以下省略）

高齢者への投与

高齢者へ投与する場合には、少量から投与を開始するなど患者の状態を観察しながら、慎重に投与すること。[運動失調等の副作用があらわれやすい。]

＊妊婦、産婦、授乳婦等への投与

1　妊娠中の投与に関し、次のような報告があるので、妊婦又は妊娠している可能性のある婦人には、治療上の有益性（母体のてんかん発作頻発を防ぎ、胎児を低酸素状態から守る）が危険性を上回ると判断される場合にのみ投与すること。

(1)　妊娠中に他のベンゾジアゼピン系化合物（ジアゼパム、クロルジアゼポキシド等）を服用していた患者が出産した新生児において、口唇裂、口蓋裂等が対照群と比較して有意に多いとの疫学的調査報告がある。

(2)　ベンゾジアゼピン系化合物で新生児に哺乳困難、嘔吐、活動低下、筋緊張低下、過緊張、嗜眠、傾眠、呼吸抑制・無呼吸、チアノーゼ、易刺激性、神経過敏、振戦、低体温、頻脈等を起こすことが報告されて

リボトリール

重要な基本的注意

1　投与初期に眠気、ふらつき等の症状があらわれることがあるので、本剤の投与は少量から開始し、慎重に維持量まで漸増すること。

2　**連用中における投与量の急激な減少ないし投与の中止により、てんかん重積状態があらわれる**ことがあるので、投与を中止する場合には、**徐々に減量する**など慎重に行うこと。

3　**混合発作（2種類以上の発作型をもつ）のある患者**に本剤を投与すると、**強直間代発作の誘発や回数を増加する**ことが、また、特にLennox**症候群の患者**に本剤を投与するとinduced microseizures**（睡眠中の多呼吸発作等）を誘発する**ことがあるので、観察を十分に行い、このような症状があらわれた場合には適切な処置を行うこと。

4　本剤は比較的若年齢から長期使用されるので、**耐性の上昇**に十分注意すること。

5　本剤を投与されているてんかん患者には、フルマゼニル（ベンゾジアゼピン受容体拮抗剤）を投与しないこと（「過量投与」の項参照）。

6　連用中は定期的に肝・腎機能、血液検査を行うことが望ましい。

7　眠気、注意力・集中力・反射運動能力等の低下が起こることがあるので、本剤投与中の患者には自動車の運転等危険を伴う機械の操作に従事させないよう注意すること。

副作用

副作用等発現状況の概要

承認時迄の調査及び使用成績調査5206例において、副作用は1423例（27.3%）に認められた。主な副作用は、眠気726件（13.9%）、ふらつき397件（7.6%）、喘鳴143件（2.7%）等であった。（再審査終了時）

重大な副作用

1　***依存性**

大量連用により薬物依存を生じるおそれがあるので、観察を十分に行い、用量を超えないよう慎重に投与すること。また、大量投与又は連用中における投与量の急激な減少ないし投与の中止により、痙攣発作、譫妄、振戦、不眠、不安、幻覚、妄想等の離脱症状があらわれることがあるのら出生した新生児において、新生児遷延性肺高血圧症のリスクが増加したとの報告がある。このうち1つの調査では、妊娠34週以降に生まれた新生児における新生児遷延性肺高血圧症発生のリスク比は、妊娠早期の投与では2.4（95％信頼区間1.2-4.3）、妊娠早期及び後期の投与では3.6（95％信頼区間1.2-8.3）であった。]

2　**授乳婦**

授乳中の婦人への投与は避けることが望ましいが、やむを得ず投与する場合は、授乳を避けさせること。[母乳中へ移行することが報告されている。]

小児等への投与

1　低出生体重児、新生児、乳児、幼児又は小児に対する安全性は確立していない。（低出生体重児、新生児、乳児、幼児については使用経験がなく、小児については使用経験が少ない。）

2　本剤の小児に対する有効性及び安全性を検証するための試験は行われていない。

3　**類薬において、海外で実施された18歳以下の大うつ病性障害（DSM-IV に於ける分類）患者を対象としたプラセボ対照の臨床試験において有効性が確認できなかったとの報告がある。

4　海外では強迫性障害の小児に SSRI を投与し、食欲低下と体重減少・増加が発現したとの報告があるので、小児に長期間本剤を服用させる場合には、身長、体重の観察を行うこと。

過量投与

症状

特徴的な症状は、悪心・嘔吐・下痢等の胃腸症状、眠気及びめまいである。その他に頻脈・徐脈・低血圧等の循環器症状、肝機能障害、痙攣及び昏睡がみられる。

処置

特異的な解毒剤は知られていない。直ちに胃洗浄を行い、対症療法を行うこと。活性炭の投与が推奨される。強制排尿や透析はほとんど無効である。

適用上の注意（この項は、以下省略）

ので、血液検査等の観察を十分に行い、異常が認められた場合には投与を中止し、適切な処置を行うこと。

7　**肝機能障害、黄疸**

AST（GOT）、ALT（GPT）、γ-GTP、総ビリルビン等の著しい上昇を伴う肝機能障害、黄疸（いずれも頻度不明）があらわれることがあるので、肝機能検査等の観察を十分に行い、異常が認められた場合には投与を中止し、適切な処置を行うこと。

8　**抗利尿ホルモン不適合分泌症候群**（SIADH）

低ナトリウム血症、低浸透圧血症、尿中ナトリウム増加、高張尿、意識障害等を伴う抗利尿ホルモン不適合分泌症候群（頻度不明）があらわれることがあるので、食欲不振、頭痛、嘔気、嘔吐、全身けん怠感等があらわれた場合には電解質の測定を行い、異常が認められた場合には、投与を中止し、水分摂取の制限等の適切な処置を行うこと。

その他の副作用（この項は、以下省略）

高齢者への投与

本剤は主として肝臓で代謝されるが、高齢者では肝機能が低下していることが多いため高い血中濃度が持続し、出血傾向の増強等がおこるおそれがあるので、増量に際しては、用量等に注意して慎重に投与すること。また、抗利尿ホルモン不適合分泌症候群は主に高齢者において報告されているので、注意すること。なお、因果関係は不明であるが、心疾患のある高齢者において、房室ブロック、心室頻拍等があらわれたとの報告がある。

妊婦、産婦、授乳婦等への投与

1　妊婦等

妊婦又は妊娠している可能性のある婦人には、投与しないことが望ましい。また、投与中に妊娠が判明した場合は投与を中止することが望ましい。[妊娠中の投与に関する安全性は確立していない。

(1)　妊娠末期に本剤を投与された妊婦から出生した新生児において、呼吸困難、振戦、筋緊張異常、痙攣、易刺激性、傾眠傾向、意識障害、嘔吐、哺乳困難、持続的な泣き等の症状が発現したとの報告がある。なお、これらの症状は、薬物離脱症状として報告される場合もある。

(2)　海外の疫学調査において、妊娠中に他のSSRIを投与された妊婦か等の消化管障害、眠気69件（9.7%）、めまい21件（2.9%）等の精神神経系障害、けん怠感23件（3.2%）等の一般的全身障害、ALT（GPT）上昇31件（4.4%）、AST（GOT）上昇20件（2.8%）等の臨床検査値異常であった。（承認時：1999年4月）

重大な副作用

1　**痙攣、せん妄、錯乱、幻覚、妄想**

痙攣（頻度不明）、せん妄、錯乱、幻覚、妄想（各0.1～5%未満）があらわれることがあるので、観察を十分に行い、このような症状があらわれた場合には、投与を中止し、適切な処置を行うこと。

2　**意識障害**

意識レベルの低下・意識消失等の意識障害（頻度不明）があらわれることがあるので、観察を十分に行い、異常が認められた場合には投与を中止し、適切な処置を行うこと。

3　**ショック、アナフィラキシー様症状**

ショック、アナフィラキシー様症状（いずれも頻度不明）があらわれることがあるので、観察を十分に行い、異常が認められた場合には、投与を中止し、適切な処置を行うこと。

4　**セロトニン症候群**

セロトニン症候群（頻度不明）があらわれることがあるので、錯乱、発熱、ミオクロヌス、振戦、協調異常、発汗等の副作用が発現した場合は投与を中止し、水分補給等の全身管理とともに適切な処置を行うこと。なお、セロトニン作用薬との併用において、昏睡状態となり、急性腎不全へと移行し、死亡した例が報告されている。

5　**悪性症候群**

向精神薬（抗精神病薬、抗うつ薬等）との併用により、悪性症候群（頻度不明）があらわれることがあるので、無動緘黙、強度の筋強剛、嚥下困難、頻脈、血圧の変動、発汗等が発現し、それに引き続き発熱がみられる場合は、投与を中止し、体冷却、水分補給等の全身管理とともに適切な処置を行うこと。本症発症時には、白血球の増加や血清CK（CPK）の上昇がみられることが多く、また、ミオグロビン尿を伴う腎機能の低下がみられることがある。なお、高熱が持続し、意識障害、呼吸困難、循環虚脱、脱水症状、急性腎不全へと移行し、死亡した例が報告されている。

6　**白血球減少、血小板減少**

白血球減少、血小板減少（いずれも頻度不明）があらわれることがある

資料3　ルボックスとリボトリールの医療用医薬品の添付文書

ルボックス

重要な基本的注意

1　眠気、意識レベルの低下・意識消失等の意識障害が起こることがあるので、本剤投与中の患者には、**自動車の運転等危険を伴う機械の操作に従事させないよう注意する**こと。

2　**うつ症状を呈する患者は希死念慮があり、自殺企図のおそれがある**ので、このような患者は投与開始早期ならびに投与量を変更する際には患者の状態及び病態の変化を注意深く観察すること。

3　不安、焦燥、興奮、パニック発作、不眠、易刺激性、敵意、攻撃性、衝動性、アカシジア／精神運動不穏、軽躁、躁病等があらわれることが報告されている。また、因果関係は明らかではないが、これらの症状・行動を来した症例において、基礎疾患の悪化又は自殺念慮、自殺企図、他害行為が報告されている。患者の状態及び病態の変化を注意深く観察するとともに、これらの症状の増悪が観察された場合には、服薬量を増量せず、徐々に減量し、中止するなど適切な処置を行うこと。

4　自殺目的での過量服用を防ぐため、自殺傾向が認められる患者に処方する場合には、１回分の処方日数を最小限にとどめること。

5　家族等に自殺念慮や自殺企図、興奮、攻撃性、易刺激性等の行動の変化及び基礎疾患悪化があらわれるリスク等について十分説明を行い、医師と緊密に連絡を取り合うよう指導すること。

6　投与量の急激な減少ないし投与の中止により、頭痛、嘔気、めまい、不安感、不眠、集中力低下等があらわれることが報告されているので、投与を中止する場合には徐々に減量するなど慎重に行うこと。

副作用

副作用等発現状況の概要

安全性評価対象例712例中306例（43.0％）、690件の副作用が認められた。内訳は副作用症状256例（36.0％）、522件、臨床検査値異常86例（12.1％）、168件であった。

主なものは嘔気.悪心84件（11.8％）、口渇51件（7.2％）、便秘36件（5.1％）

・非定型抗精神病薬

一般名	商品名	備考
リスペリドン	リスパダール、リスパダールコンスタ	セロトニン・ドーパミン遮断薬
ペロスピロン塩酸塩水和物	ルーラン	セロトニン・ドーパミン遮断薬
ブロナンセリン	ロナセン	セロトニン・ドーパミン遮断薬
オランザピン	ジプレキサ、ジプレキサザイディス	多元受容体作用
クエチアピンフマル酸塩	セロクエル	多元受容体作用
クロザピン	クロザリル	多元受容体作用
アリピプラゾール	エビリファイ	ドーパミン受容体部分作動薬

●気分安定薬

一般名	商品名	適応症
リチウム	リーマス、ヨシトミ	双極性障害
バルプロ酸	デパケン、セレニカ	てんかん、双極性障害
カルバマゼピン	テグレトール、カルバマゼピン、レキシン	てんかん、双極性障害、統合失調症
ラモトリギン	ラミクタール	てんかん、双極性障害

資料2　本書に登場する主な薬のリスト

薬名	ジャンル名	説明文
パキシル	抗うつ薬	SSRI。「心の風邪」というキャッチフレーズが最初に使われた薬
ジェイゾロフト	抗うつ薬	SSRIの中で最も強い薬とされる。
サインバルタ	抗うつ薬	SNRI。2012年2月に「糖尿病性神経障害に伴う疼痛」に適応
デプロメール	抗うつ薬	日本で最初に発売されたSSRI
ルボックス	抗うつ薬	世界ではじめて開発されたSSRI
トレドミン	抗うつ薬	日本で最初に認可されたSNRI（セロトニン・ノルアドレナリン再取り込み阻害薬）
ソラナックス	抗不安薬、筋弛緩薬	ベンゾジアゼピン系。短期間作用型
レンドルミン	睡眠薬	チエノジアゼピン系。短時間作用型。乱用されやすい。
サイレース	睡眠薬	ベンゾジアゼピン系睡眠薬のなかで最も強い薬効があるとされる。
デパケン	抗けいれん薬、気分安定薬	てんかん・双極性障害等に用いられる。
リボトリール	抗てんかん薬、筋弛緩薬	ベンゾジアゼピン系。強い薬効がある。
デパス	抗不安薬	チエノジアゼピン系、強い力価があり短時間（6時間以内）作用型であることから乱用されやすい。
コンスタン	抗不安薬、筋弛緩薬	ベンゾジアゼピン系。短期間作用型
ハルシオン	睡眠薬	ベンゾジアゼピン系。超短期作用型
リタリン	中枢神経刺激薬	強い依存性がある。
リスパダール	非定型抗精神病薬	セロトニン・ドーパミン拮抗薬（SDA）。少量でも強力な鎮静作用をもつ。
セロクエル	非定型抗精神病薬	統合失調症以外にうつ病、神経症、PTSD、睡眠障害やアルコール依存症などにも処方される。
ドグマチール	定型抗精神病薬	統合失調症、うつ病および胃潰瘍、十二指腸潰瘍の治療薬として承認

・四環系

一般名	商品名	
マプロチリン	ルジオミール	
セチプチリン	テシプール	
ミアンセリン	テトラミド	

・SSRI

一般名	商品名	
フルボキサミン	デプロメール、ルボックス	
パロキセチン	パキシル	
セルトラリン	ジェイゾロフト	

・SNRI

一般名	商品名	
ミルナシプラン	トレドミン	
デュロキセチン	サインバルタ	

・NaSSA

一般名	商品名	
ミルタザピン	リフレックス、レメロン	

●抗精神病薬

・定型抗精神病薬

一般名	商品名	備考
クロルプロマジン塩酸塩	ウインタミン、コントミン	フェノチアジン系
クロルプロマジン塩酸塩・プロメタジン塩酸塩・フェノバルビタール配合	ベゲタミン-A、ベゲタミン-B	フェノチアジン系
レボメプロマジン	ヒルナミン、レボトミン	フェノチアジン系
フルフェナジン	フルメジン、フルデカシン	フェノチアジン系
ペルフェナジン	ピーゼットシー、トリラホン	フェノチアジン系
プロクロルペラジン	ノバミン	フェノチアジン系
トリフロペラジンマレイン酸塩	トリフロペラジン	フェノチアジン系
プロペリシアジン	ニューレプチル	フェノチアジン系
ハロペリドール	セレネース	ブチロフェノン系
ハロペリドールデカン酸エステル	ハロマンス、ネオペリドール	ブチロフェノン系
ブロムペリドール	インプロメン	ブチロフェノン系
ピパンペロン塩酸塩	プロピタン	ブチロフェノン系
スピペロン	スピロピタン	ブチロフェノン系
モペロン塩酸塩	ルバトレン	ブチロフェノン系
チミペロン	トロペロン	ブチロフェノン系
スルピリド	ドグマチール、アビリット、ミラドール	ベンザミド系
スルトプリド塩酸塩	バルネチール	ベンザミド系
チアプリド塩酸塩	グラマリール	ベンザミド系
ネモナプリド	エミレース	ベンザミド系

一般名	商品名	備考
フルジアゼパム	エリスパン	ベンゾジアゼピン系抗不安薬
フルラゼパム	ダルメート、ベノジール	ベンゾジアゼピン系睡眠薬
ブロチゾラム	アムネゾン、グッドミン、ゼストロミン、ソレントミン、ネストローム、ノクスタール、ブロゾーム、ブロチゾラム、ブロチゾラン、ブロメトン、レドルパー、レンデム、レンドルミン、ロンフルマン	チエノジアゼピン系睡眠薬
ブロマゼパム	セニラン、レキソタン	ベンゾジアゼピン系抗不安薬
ペモリン	ベタナミン	中枢神経刺激薬
マジンドール	サノレックス	食欲抑制薬
メダゼパム	レスミット、パムネース、メダゼパム	ベンゾジアゼピン系抗不安薬
ロフラゼプ酸エチル	アズトレム、ジメトックス、スカルナーゼ、メイラックス、メデタックス、ロンラックス	ベンゾジアゼピン系抗不安薬
ロラゼパム	アズロゲン、ユーパン、ワイパックス	ベンゾジアゼピン系抗不安薬、睡眠薬
ロルメタゼパム	エバミール、ロラメット	ベンゾジアゼピン系睡眠薬

・向精神薬に分類されない（麻薬及び向精神薬取締法の制限を受けない）睡眠薬及び抗不安薬

一般名	商品名	備考
エチゾラム	デパス、エチゾラム	チエノジアゼピン系抗不安薬
フルタゾラム	コレミナール	ベンゾジアゼピン系抗不安薬
メキサゾラム	メレックス	ベンゾジアゼピン系抗不安薬
フルトプラゼパム	レスタス	ベンゾジアゼピン系抗不安薬
エスゾピクロン	ルネスタ	非ベンゾジアゼピン系睡眠薬
ゾピクロン	アモバン	非ベンゾジアゼピン系睡眠薬
リルマザホン塩酸塩水和物	リスミー	ベンゾジアゼピン系睡眠薬
トリクロホスナトリウム	トリクロリール	非バルビツール酸系睡眠薬
ブロモバレリル尿素	ブロモバレリル尿素	非バルビツール酸系睡眠薬
抱水クロラール	エスクレ	非バルビツール酸系抗てんかん薬
ラメルテオン	ロゼレム	メラトニン受容体作動薬（睡眠薬）

●抗うつ薬

・三環系

一般名	商品名	備考
アモキサピン	アモキサン	
ノルトリプチリン	ノリトレン	
アミトリプチリン	トリプタノール	
トリミプラミン	スルモンチール	
イミプラミン	イミドール、トフラニール	
クロミプラミン	アナフラニール	
ドスレピン	プロチアデン	
ロフェプラミン	アンプリット	

資料１　向精神薬の種類と薬品名、製品名リスト

・第一種向精神薬

一般名	商品名	備考
メチルフェニデート	リタリン、コンサータ	中枢神経刺激薬
モダフィニル	モディオダール	覚醒促進剤

・第二種向精神薬

一般名	商品名	備考
アモバルビタール	イソミタール	バルビツール酸系睡眠薬
フルニトラゼパム	ロヒプノール、サイレース、ビビットエース、フルトラース、フルニトラゼパム	ベンゾジアゼピン系睡眠薬
ペンタゾシン	ソセゴン、ペンタジン、ペルタゾン	κ活性・μ拮抗鎮痛薬
ペントバルビタール	ラボナ	バルビツール系鎮静麻酔薬

●抗不安薬・睡眠薬等

・第三種向精神薬

一般名	商品名	備考
アルプラゾラム	アゾリタン、アルプラゾラム、カームダン、コンスタン、ソラナックス、メデポリン	ベンゾジアゼピン系抗不安薬、抗痙攣薬
エスタゾラム	エスタゾラム、ユーロジン	ベンゾジアゼピン系睡眠薬、抗不安薬、抗痙攣薬、鎮静薬、骨格筋弛緩薬
オキサゾラム	セレナール、ペルサール	ベンゾジアゼピン系抗不安薬
クアゼパム	ドラール、クアゼパム	ベンゾジアゼピン系睡眠薬
クロキサゾラム	セパゾン	ベンゾジアゼピン系睡眠薬
クロチアゼパム	イソクリン、ナオリーゼ、リーゼ、リリフター	チエノジアゼピン系抗不安薬
クロナゼパム	ランドセン、リボトリール	ベンゾジアゼピン系抗てんかん薬、筋弛緩薬
クロバザム	マイスタン	ベンゾジアゼピン系抗てんかん薬
クロラゼプ酸二K	メンドン	ベンゾジアゼピン系抗不安薬
クロルジアゼポキシド	コンスーン、コントール、バランス	ベンゾジアゼピン系抗不安薬
ジアゼパム	ジアゼパム、ジアパックス、セエルカム、セルシン、セレナミン、パールキット、ホリゾン、リリバー	ベンゾジアゼピン系抗不安薬、抗けいれん薬、鎮静薬
ゾルピデム	マイスリー、ゾルピデム	非ベンゾジアゼピン系睡眠薬
トリアゾラム	アサシオン、アスコマーナ、カムリトン、トリアゾラム、トリアラム、ネスゲン、ハルシオン、ハルラック、パルレオン、ミンザイン	ベンゾジアゼピン系睡眠薬
ニトラゼパム	チスボン、ネルボン、ネルロレン、ノイクロニック、ヒルスカミン、ベンザリン、ニトラゼパム	ベンゾジアゼピン系睡眠薬
ニメタゼパム	エリミン	ベンゾジアゼピン系睡眠薬
バルビタール	バルビタール	バルビツレート系睡眠薬
ハロキサゾラム	ソメリン	ベンゾジアゼピン系睡眠薬
フェノバルビタール	フェノバール	バルビツール酸系抗てんかん薬
フェノバルビタール配合	アストモリジン、トランコロンP、ヒダントールD、E、F、複合アレビアチン、ベゲタミンA、B	バルビツール酸系抗てんかん薬

著者紹介

北野　慶（きたの・けい）
1954年生まれ。1979年北海道大学文学部哲学科卒業。出版社勤務、日本語講師などを経て、韓国語翻訳者。著書に『極北のレクイエム』（彩流社）、『コリア＝ニッポン新研究』（柘植書房新社）、『亡国記』（現代書館、近刊）など。
向精神薬に関する被害情報などは、Facebookコミュニティ「向精神薬被害情報」まで。

のむな、危険！
—抗うつ薬・睡眠薬・安定剤・抗精神病薬の罠—

2015年３月15日　初版第１刷発行

著者　北野　慶
発行者　武市一幸

発行所　株式会社　新評論

〒169-0051
東京都新宿区西早稲田３-16-28
http://www.shinhyoron.co.jp

電話　03(3202)7391
FAX　03(3202)5832
振替・00160-1-113487

落丁・乱丁はお取り替えします。
定価はカバーに表示してあります。

印刷　フォレスト
製本　中永製本所
装丁　山田英春

Printed in Japan
ISBN978-4-7948-1000-7

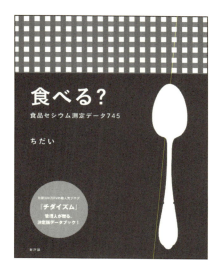